临床输血学检验实验指导

（第 2 版）

主　编　胡丽华

编　者　（以姓氏笔画为序）

李志强（上海交通大学附属第六人民医院）

张　伶（重庆医科大学）

张循善（安徽医科大学第一附属医院）

胡丽华（华中科技大学同济医学院附属协和医院）

赵树铭（第三军医大学西南医院）

董伟群（昆明医学院第一附属医院）

曾小菁（贵阳医学院第一附属医院）

秘　书　刘　峰（华中科技大学同济医学院附属协和医院）

中国医药科技出版社

内 容 提 要

本书是全国高等医药院校医学检验技术（医学检验）专业规划教材之一，全书共5章，主要介绍了当前临床输血学检验相关常见实验的基本知识与操作技术，包括红细胞抗原抗体检测、人类白细胞抗原检测、血小板血型检测、血液成分的制备及临床输血实验室的要求、基本技术和方法等，从实验原理、仪器、试剂与标本、实验步骤、实验结果、方法学评价与注意事项等方面作了较为详尽的阐述。

本书供高等医药院校医学检验技术（医学检验）专业及相关专业本科、专科和成人教育（专升本）各层次学生用作教材，也可作为临床检验人员日常工作、继续教育和职称考试的参考书。

图书在版编目（CIP）数据

临床输血学检验实验指导/胡丽华主编 . —2 版 . —北京：中国医药科技出版社，2015.8
全国高等医药院校医学检验技术（医学检验）专业规划教材
ISBN 978 - 7 - 5067 - 7598 - 4

Ⅰ.①临…　Ⅱ.①胡…　Ⅲ.①输血 - 血液检查 - 医学院校 - 教学参考资料　Ⅳ.①R446.11

中国版本图书馆 CIP 数据核字（2015）第 179337 号

美术编辑　陈君杞
版式设计　郭小平

出版　中国医药科技出版社
地址　北京市海淀区文慧园北路甲 22 号
邮编　100082
电话　发行：010 - 62227427　邮购：010 - 62236938
网址　www.cmstp.com
规格　889×1194mm $^1/_{16}$
印张　$4^1/_2$
字数　107 千字
初版　2010 年 2 月第 1 版
版次　2015 年 8 月第 2 版
印次　2022 年 1 月第 3 次印刷
印刷　三河百盛印装有限公司
经销　全国各地新华书店
书号　ISBN 978 - 7 - 5067 - 7598 - 4
定价　12.00 元
本社图书如存在印装质量问题请与本社联系调换

全国高等医药院校医学检验技术（医学检验）专业规划教材

建设委员会

全国高等医药院校医学检验技术（医学检验）专业规划教材

出版说明

全国高等医药院校医学检验专业规划教材，于 20 世纪 90 年代开始启动建设。是在教育部、原国家食品药品监督管理局的领导和指导下，在广泛调研和充分论证基础上，由中国医药科技出版社组织牵头江苏大学、温州医科大学、中山大学、华中科技大学同济医学院、中南大学湘雅医学院、广东医学院、上海交通大学医学院、青岛大学医学院、广西医科大学、南方医科大学、301 医院等全国 20 多所医药院校和部分医疗单位的领导和专家成立教材建设委员会共同规划下，编写出版的一套供全国医学检验专业教学使用的本科规划教材。

本套教材坚持"紧扣医学检验专业本科教育培养目标，以临床实际需求为指导，强调培养目标与用人需求相结合"的原则，10 余年来历经二轮编写修订，逐渐形成了一套行业特色鲜明、课程门类齐全、学科系统优化、内容衔接合理的高质量精品教材，深受广大师生的欢迎，为医学检验专业本科教育做出了积极贡献。

本套教材的第三轮修订，是在我国高等教育教学改革的新形势和医学检验专业更名为医学检验技术、学制由 5 年缩短至 4 年、学位授予由医学学士变为理学学士的新背景下，为更好地适应新要求，服务于各院校教学改革和新时期培养医学检验专门人才需求，在2010 年出版的第二轮规划教材的基础上，由中国医药科技出版社于 2014 年组织全国 40 余所本科院校 300 余名教学经验丰富的专家教师不辞辛劳、精心编撰而成。

本轮教材含理论课程教材 10 门、实验课教材 8 门，供全国高等医药院校医学检验技术（医学检验）专业教学使用。具有以下特点：

1. 适应学制的转变　第三轮教材修订符合四年制医学检验技术专业教学的学制要求，为目前的教学提供更好的支撑。

2. 坚持"培养目标"与"用人需求"相结合　紧扣医学检验技术专业本科教育培养目标，以医学检验技术专业教育纲要为基础，以国家医学检验技术专业资格准入为指导，将先进的理论与行业实践结合起来，实现教育培养和临床实际需求相结合，做到教师好"教"、学生好"学"、学了好"用"，使学生能够成为临床工作需要的人才。

3. 充实完善内容，打造教材精品　专家们在上一轮教材基础上进一步优化、精炼和充实内容。坚持"三基、五性、三特定"，注重整套教材的系统科学性、学科的衔接性。进一步精简教材字数，突出重点，强调理论与实际需求相结合，进一步提高教材质量。

编写出版本套高质量的全国高等医药院校医学检验技术（医学检验）专业规划教材，得到了相关专家的精心指导，以及全国各有关院校领导和编者的大力支持，在此一并表示衷心感谢。希望本套教材的出版，能受到全国本科医学检验技术（医学检验）专业广大师生的欢迎，对促进我国医学检验技术（医学检验）专业教育教学改革和人才培养做出积极贡献。希望广大师生在教学中积极使用本套教材，并提出宝贵意见，以便修订完善，共同打造精品教材。

全国高等医药院校医学检验技术（医学检验）专业规划教材建设委员会

中国医药科技出版社

2015 年 7 月

前言

　　《临床输血学检验实验指导》是《临床输血学检验》的配套实验教材，本书可供全国高等医药院校医学检验技术专业的实验教学使用，也可以作为医院输血科、血库、各级血站检验工作人员参考用书。

　　本教材以培养临床输血医学专业技术人才为宗旨，以贯穿理论、联系实际为编写原则，参考了国内外最新的技术规范和标准，着重介绍了当前临床输血学检验相关常见实验的基本知识与操作技术，包括红细胞抗原抗体检测、人类白细胞抗原检测、血小板血型检测、血液成分的制备及临床输血实验室的要求、基本技术和方法等，在实验原理、仪器、试剂与标本、实验步骤、实验结果、方法学评价及注意事项等方面作了较为详尽的阐述，以便学生能又快又好地掌握临床输血学检验各项实验的基础知识与操作技能。

　　本书在编写过程中得到了许多输血界前辈及同仁们的关心和帮助，在此表示由衷的感谢。鉴于当今输血医学发展迅速和知识的不断更新，加之本人水平有限，教材中难免存在不足之处或错误，敬请各位专家、读者，尤其是使用本教材的教师、学生提出批评和指正。

编者

2015 年 5 月

目录

第一章　红细胞抗原抗体检测

第一节　红细胞血型鉴定试验

实验一　ABO 血型鉴定

【实验原理】

用已知血型特异性的抗体试剂鉴定红细胞的抗原［正定型（forward typing）、红细胞定型（red cell grouping）］，同时用已知血型的试剂红细胞鉴定血清中的抗体［反定型（reverse typing）、血清定型（serum grouping）］，根据正反定型结果判定血型。

【仪器、试剂与标本】

1. 仪器　滴管、洁净小试管、蜡笔、标记笔、离心机、显微镜等。

2. 试剂　单克隆或多克隆的抗 A；单克隆或多克隆的抗 B；抗 A,B（可选）；2%～5% 的 A_1 型、B 型和 O 型试剂红细胞。

3. 标本　2～4ml 待检血液标本（抗凝或不抗凝，红细胞与血清已分离好）。

【实验步骤】

（一）玻片法

（1）取 1 张洁净玻片，用蜡笔画 3 个圆圈，标记为抗 A、抗 B、抗 A,B。

（2）在相应的圆圈内上分别加 1 滴抗 A、抗 B 及抗 A,B 试剂。

（3）再用滴管分别加入 1 滴稀释成 10% 浓度的待检血液红细胞悬液，轻摇并充分混匀。

（4）观察有无凝集，2min 后仍无凝集则判为阴性。

（二）试管法

1. 正定型（红细胞定型）

（1）取洁净小试管（内径 10mm × 75mm）2 支，分别标明抗 A、抗 B，用滴管分别加入抗 A、抗 B 定型试剂各 1 滴于试管，再分别加入受检者的 2%～5% 红细胞盐水悬液 1 滴，轻摇混合。

（2）以 3000r/min（900 到 1000 × g）离心 15s。

（3）轻摇试管使细胞扣（cell buttons）重悬，观察有无凝集及溶血现象，记录结果。

2. 反向定型（血清定型）

（1）取洁净小试管（内径 10mm × 75mm）3 支，分别标明 A_1、B 和 O 型细胞，用滴管分别加入受检者血清 2 滴于试管，再相应加入 1 滴 2%～5% A_1、B 及 O 型试剂红细胞悬液，混匀。

（2）以 3000r/min（900 到 1000 × g）离心 15s。

（3）轻摇试管使细胞扣重悬，观察有无凝集及溶血现象，记录结果。

（三）微柱凝胶血型卡法

（1）取出并标记好微柱凝胶血型卡，撕去铝箔，垂直放置在加样卡槽内。

（2）在中性凝胶 A_1 及 B 管中分别移入 50μl 0.8% ~1% A_1、B 试剂红细胞，再分别移入 50μl 待检者血浆/清。

（3）在 A - B - D - Ctl 四管中分别移入 50μl 配制成 0.8% ~1% 的待检者红细胞悬液。

（4）在室温（18℃ ~25℃）下孵育 10min。

（5）专用微柱凝胶卡离心机上离心 10min，观察并判读结果。

【实验结果】

ABO 血型判定应综合正反定型结果（玻片法依据正定型判定），判断标准见表 1 - 1。

表 1 - 1　ABO 血型正反定型结果判读表

正定型（细胞定型）			反定型（血清定型）			判读结果
抗 A	抗 B	抗 A, B	A_{1C}	B_C	O_C	
0	0	0	+	+	0	O
+	0	+	0	+	0	A
0	+	+	+	0	0	B
+	+	+	0	0	0	AB

注：+，凝集；0，不凝集。

【方法评价与注意事项】

1. 观察结果时若试管中出现溶血现象（须排除外源性溶血的干扰），表明存在抗原抗体反应并激活了补体，应视为阳性结果。

2. 在报告血型结果之前必须要解释任何 ABO 血型鉴定出现正、反型不一致（ABO discrepancies）情况。ABO 血型鉴定正、反定型不一致情况既有技术问题，也有标本红细胞或血清本身的问题，初步的处理程序为主要有：

（1）相同的血液样本重复 ABO 血型鉴定一次，必要时可加做抗 A, B 的正定型检测，排除检测技术操作上可能的干扰。如果初始的鉴定试验中红细胞悬液含血清或血浆，重复试验中红细胞应改为生理盐水多次洗涤后红细胞，以消除因为血浆蛋白或自身抗体引起的干扰。

（2）重新采集一管血液样本鉴定。当 ABO 血型不一致出现在当前试验结果与历史检测记录不一致或怀疑标本存在污染时，需要重新采集标本进行鉴定。

（3）查阅患者病史评估可能出现改变或干扰 ABO 血型鉴定的患者疾病状态，包括：①医学诊断；②历史血型结果；③输血史；④移植史。

（4）评价自身对照和意外抗体筛选等血清学试验来评估因自身抗体或同种抗体引起的潜在干扰。

【思考题】

1. ABO 血型鉴定出现正反定型不一致的主要原因有哪些？

2. 孟买型与常见 O 血型有什么异同点？血型鉴定时应注意怎样进行区分？

（胡丽华）

实验二　RhD 血型鉴定

【实验原理】

用单克隆抗 D 混合血清（IgM + IgG 类）试剂通过凝集反应对红细胞上 RhD 抗原进行鉴定。

【仪器、试剂与标本】

1. 仪器　滴管、洁净小试管、离心机、显微镜、37℃ 水浴箱，标记笔等。

2. 试剂　单克隆抗 D（IgM + IgG 类）混合血清试剂、5% D 阳性和阴性红细胞悬液、生理盐水等。

3. 标本　1ml～2ml 待检压积红细胞标本（抗凝或不抗凝，全血标本时须将红细胞与血浆分离好）。

【实验步骤】

（一）玻片法

1. 取 1 张洁净玻片，用蜡笔画 3 个圆圈，分别标记为待测、阴性及阳性对照。

2. 在相应圆圈内分别加 1 滴单克隆混合（IgM + IgG）抗 – D 试剂。

3. 滴加 20%～50% 浓度的待检红细胞悬液、RhD 阳性和阴性对照红细胞各 2 滴至相应玻片上，轻摇并充分混匀。

4. 观察有无凝集，记录结果，2min 后仍无凝集则判为阴性。

（二）试管法

1. 取 3 支洁净小试管，分别标记为待测、阴性及阳性对照。

2. 在相应试管中分别滴加 1 滴单克隆混合（IgM + IgG）抗 – D 试剂。

3. 再滴加 2%～5% 浓度的待检红细胞悬液、5% RhD 阳性和阴性对照红细胞各 1 滴至相应试管中，充分混匀。

4. 以（900～1000）×g 离心 15s。

5. 轻摇试管使细胞扣（cell buttons）悬起，观察有无凝集现象，记录结果。

（三）微柱凝胶血型卡法

1. 取出并标记微柱凝胶血型卡，撕去铝箔，垂直放置在加样卡槽内。

2. 在中性凝胶 D 管中分别移入 50μl 待检者 0.8%～1% 红细胞悬液。

3. 专用微柱凝胶卡离心机上离心 10min，判读结果。

【实验结果】

阴性对照管无凝集，阳性对照管有凝集；若被检标本管出现凝集则为 Rh 阳性，反之为阴性。

【方法评价与注意事项】

1. 操作中一般先加入抗 D 试剂再加入检测红细胞悬液，这样可以通过视觉判断以免出现漏加抗 D 试剂导致的假阴性结果。

2. Rh 血型系统的抗体多由免疫刺激（输血或妊娠）产生，故一般不需做反定型实验。Rh 定型主要鉴定 D 抗原，定型时应按抗 D 血清试剂的使用说明进行，并注意必须要有严格的对照试验，包括抗原的阴、阳性对照以及试剂对照试验。

3. 某些弱 D 抗原需通过抗球蛋白实验、吸收放散试验或基因分型等技术才能检出。

【思考题】

导致 Rh 血型鉴定可能出现假性的常见原因有哪些？

（胡丽华）

实验三　ABO 亚型鉴定

【实验原理】

ABO 亚型表型分型是通过红细胞上携带 A 或 B 抗原数量多少和分泌型中 ABH 血型物质的不同来区分。红细胞上携带 A 或 B 抗原数量差异可以通过与抗 A、抗 A_1、抗 B 及抗 A,B 的凝集反应程度以及进行吸收和放散试验的结果来分析，分泌型中 ABH 血型物质常通过唾液样本

笔记

进行凝集抑制试验来鉴定。

【仪器、试剂与标本】

1. 仪器 滴管、洁净小试管、记号笔、离心机、显微镜等。

2. 试剂 单克隆或多克隆的抗 A、抗 B、抗 A,B、抗－H、抗 A$_1$ 等。2% ~5% 的 A$_1$ 型、A$_2$ 型、B 型和 O 型红细胞悬液等。

3. 标本 EDTA 抗凝或不抗凝全血标本。

【实验步骤】

1. 取 5 支干净试管，做好标记，分别加入抗 A、抗 A$_1$、抗 A,B、抗 H 和抗 B 试剂各 1 滴；再分别加入 1 滴制备好的 2% ~5% 受检者的红细胞悬液。

2. 另取 4 支干净试管，做好标记，分别加入受检者血浆或血清 2 滴，依次分别加入 A$_1$、A$_2$、B 和 O 试剂红细胞各 1 滴。

3. 轻轻混匀，根据试剂厂商的使用说明书进行离心。通常条件是室温，（900 ~1000）×g 离心 15 ~30s。

4. 轻轻摇动试管，观察凝集强度并记录结果。

5. 有条件时可加测分泌型个体唾液中的 A、B 和 H 物质。

6. 必要时需要用待检红细胞与抗 A、抗 A$_1$、抗 B 及抗 A,B 试剂进行吸收和放散试验。

【实验结果】

亚型分型按照表 1－2 进行判定。

表 1－2 ABO 亚型的血清学鉴定表

红细胞表现型	红细胞与已知抗血清反应					血清与试剂红细胞反应				唾液分泌型
	抗 A	抗 B	抗 A,B	抗 H	抗 A$_1$	A$_1$	A$_2$	B	O	
A$_1$	＋＋＋＋	0	＋＋＋＋	＋	＋＋＋＋	0	0	＋＋＋＋	0	A&H
Aint	＋＋＋＋	0	＋＋＋＋	＋＋＋	＋＋	0	0	＋＋＋＋	0	A&H
A$_2$	＋＋＋＋	0	＋＋＋＋	＋＋	0	＋	0	＋＋＋＋	0	A&H
A$_3$	＋＋mf	0	＋＋mf	＋＋＋	0	＋	0	＋＋＋＋	0	A&H
Am	0/w＋	0	0/w＋	＋＋＋＋	0	0	0	＋＋＋＋	0	A&H
Ax	0/w＋	0	＋/＋＋	＋＋＋＋	0	＋＋	0/＋	＋＋＋＋	0	H
Ael	0	0	0	＋＋＋＋	0	＋＋	0	＋＋＋＋	0	H
B	0	＋＋＋＋	＋＋＋＋	＋		＋＋＋＋	＋＋＋＋	0	0	B&H
B$_3$	0	＋mf	＋＋mf	＋＋＋＋		＋＋＋＋	＋＋＋＋	0	0	B&H
Bm	0	0	0/w＋	＋＋＋＋		＋＋＋＋	＋＋＋＋	0	0	B&H
Bx	0	0/w＋	0/＋＋	＋＋＋＋		＋＋＋＋	＋＋＋＋	0	0	H
O	0	0	0	＋＋＋＋		＋＋＋＋	＋＋＋＋	＋＋＋＋	0	H
Oh	0	0	0	0		＋＋＋＋	＋＋＋＋	＋＋＋＋	＋＋＋＋	0

注：＋ ~＋＋＋＋，凝集强度递增；w＋，弱凝集；mf，混合外观凝集；0，无凝集。

【方法评价与注意事项】

1. 随着单克隆 ABO 定型试剂取代人源鉴定血清，将可能难以按这些血清学反应的特征对一些 ABO 亚型的抗原进行鉴别定型。

2. 当血清学分型方法出现困难时可以采用家系研究或基因分型方法作为重要的鉴定方法。

3. 新生儿红细胞 ABO 血型抗原较弱，新生儿和近期输血者均不宜进行亚型鉴定。

【思考题】

1. ABO 血型血清学及基因分型方法通常有哪些以及各自的优缺点？

2. 常见的 A 和 B 亚型血清学特征及其鉴别要点？

（胡丽华）

实验四　Rh 表型鉴定

【实验原理】

用抗 D、E、C、c、e（IgM＋IgG 类）混合型血清分型试剂检测待测红细胞上的相应抗原。

【仪器、试剂与标本】

1. 仪器　滴管、洁净小试管、记号笔、离心机、显微镜等。

2. 试剂　抗 D、抗 E、抗 C、抗 c 和抗 e（IgM＋IgG 类）混合型血清分型试剂，生理盐水等。

3. 标本　2%～5% 的抗凝或不抗凝待检红细胞生理盐水悬液。

【实验步骤】

1. 取 5 支小试管，做好标记，分别加入抗 D、抗 E、抗 C、抗 c 和抗 e 血清分型试剂 1 滴。

2. 再相应加入 2 滴 2%～5% 待测红细胞悬液，混匀。

3. 1000r/min 离心 1min 或 3000r/min（900 到 1000×g）离心 15s，观察管内凝集情况并记录反应结果。

【实验结果】

依据下表 1－3 反应格局鉴定 Rh 表型。

表 1－3　Rh 表型鉴定表

抗血清					表型	
抗 D	抗 C	抗 E	抗 c	抗 e	Rh－Hr	F－R
＋	＋	0	＋	＋	R1r	CcDee
＋	＋	0	0	＋	R1R1	CCDee
＋	＋	＋	＋	＋	R1R2	CcDEe
＋	0	0	＋	＋	R0R0/ R0r	ccDee
＋	0	＋	＋	＋	R2r	ccDEe
＋	0	＋	＋	0	R2R2	ccDEE
＋	＋	＋	0	＋	R1Rz	CCDEe
＋	＋	＋	＋	0	R2Rz	CcDEE
＋	＋	＋	0	0	RzRz	CCDEE
0	0	0	＋	＋	rr	ccdee
0	＋	0	＋	＋	r′r	Ccdee
0	0	＋	＋	＋	r″r	ccdEe
0	＋	＋	＋	＋	r_yr	CcdEe

注：＋，凝集；0，无凝集。

【方法评价与注意事项】

1. 临床上一般只要检查是否为 Rh 阳性或阴性，故只需用抗 D 血清进行鉴别；如果为阴性反应，应进一步排除弱 D，然后再作 Rh 表型分型。

笔记

2. 鉴定结果只与抗 D 血清凝集，不和抗 E、抗 C、抗 c 和抗 e 凝集，则受检者为 Rh 缺失型，以"－D－"表示。

【思考题】

1. Rh 血型亚型主要种类有？

2. 弱 D 的鉴定方法？

（胡丽华）

实验五　MNSs 血型鉴定

【实验原理】

用 IgM 类特异性抗 M、抗 N 抗 S 和抗 s 血清试剂来鉴定红细胞上有无相应的 MN 抗原和 Ss 抗原。

【仪器、试剂与标本】

1. **仪器**　滴管、洁净小试管、记号笔、离心机、显微镜等。

2. **试剂**　单克隆 IgM 类抗 M、抗 N、抗 S 和抗 s 血清，生理盐水等。

3. **标本**　2%～5% 待检红细胞生理盐水悬液。

【实验步骤】

取 4 支做好标记的小试管，加入相应的抗 M、抗 N、抗 S 及抗 s 血清各 1 滴；再加入受检者 2%～5% 红细胞悬液 1 滴，混匀，3000r/min（900～1000×g）离心 15s，观察管内凝集情况并记录结果。

【实验结果】

MNSs 血型判定详见下表 1－4。

表 1－4　MNSs 血型鉴定表

红细胞与相应抗血清反应				表型
抗 M	抗 N	抗 S	抗 s	
+	0			M
+	+			MN
0	+			N
		+	0	S
		0	+	s
		+	+	Ss

注：+，凝集；0，无凝集

【方法评价与注意事项】

1. 不能用酶法鉴定 MNS 血型，因为木瓜酶或菠萝蛋白酶会破坏大部分糖蛋白 A（GPA）和糖蛋白 B（GPB）上的抗原，造成漏检。

2. IgM 类抗 M 和抗 N 偶尔可见天然抗体，可引起血型正反定不一致及交叉配血实验不合；IgG 类抗 M 可引起新生儿溶血病和输血反应。

3. 我国汉族人群中 M 表型频率在 45%～50% 之间。

【思考题】

1. MNSs 血型鉴定时能否采用酶介质技术？

2. 存在多种意外抗体时，怎么排除 MNSs 血型系统意外抗体的干扰？

（胡丽华）

实验六　P 血型鉴定

【实验原理】

根据 IgM 类特异性血型抗体与红细胞膜上特异性抗原结合出现凝集反应的原理，用已知 IgM 类特异性标准抗 P_1 血清来测定红细胞上有无相应的 P_1 抗原。存在 P_1 抗原为 P_1 型，无 P_1 抗原为 P_2 型。

【仪器、试剂与标本】

1. 仪器　白瓷板或载玻片、小试管、记号笔、玻璃棒。

2. 试剂　抗 P_1 分型血清；已知 P_1 和 P_2 型 2%～5% 红细胞生理盐水悬液；生理盐水。

3. 标本　2%～5% 待检红细胞生理盐水悬液。

【实验步骤】

1. 取划有方格的白瓷板 1 块或小试管 3 支，标明受检者、P_1 和 P_2 对照，分别加入抗 P_1 分型血清 1 滴。

2. 按标记加受检者 2%～5% 红细胞生理盐水悬液、P_1 和 P_2 红细胞生理盐水悬液各 1 滴，用玻璃棒分别混合均匀。

3. 转动白瓷板数次或振摇小试管，放置室温中 15min，肉眼观察结果，再用显微镜确证。

【实验结果】

P_1 对照凝集，P_2 对照不凝集，试验结果可靠。此时受检者红细胞凝集者为 P_1 型，不凝集者为 P_2 型。

【方法评价与注意事项】

1. P 血型鉴定应严格掌握反应时间，否则易出现假阳性。

2. 抗 – P_1 属冷凝集素 IgM，4℃为最适反应温度。

3. 贮存红细胞的反应能力减弱，这给红细胞定型造成困难，所以作 P 血型定型时，要求选用新鲜的血液样本。

【思考题】

为什么说 P 血型定型试验的反应温度不宜过高？

（胡丽华）

实验七　唾液中 HAB 血型物质测定

【实验原理】

根据凝集抑制实验的原理，人唾液中 HAB 血型物质为可溶性的半抗原，能特异性地与相应抗体结合，从而抑制抗体再与相应红细胞上抗原发生凝集反应，由此可以判断受检唾液中是否有血型物质存在及其类型，有助于 ABO 亚型的分类及某些特殊情况下血型的鉴定。

【仪器、试剂与标本】

1. 仪器　试管架、滴管、小试管、吸管、记号笔、加样器、电炉、烧杯、离心机、4℃冰箱等。

2. 试剂　多克隆或单克隆抗 A、抗 B、抗 H（有抑制活性）血清试剂；2% 的 A、B 和 O 型红细胞生理盐水悬液；生理盐水；已知 H 分泌型和非分泌型唾液用于阳性或阴性对照。

3. 标本　被检者漱口后留取自然流出的唾液 5～10ml。

【实验步骤】

1. 抗血清的标化　用生理盐水将抗 A、抗 B 和抗 H 血清做倍比稀释，分别测定抗 A、抗 B 和抗 H 血清的效价，确定各种抗血清与相应红细胞反应达到 2 +/3 + 的最高稀释度，即作为最适稀释度液。

2. 唾液标本的处理　将唾液以 2500r/min 离心 5min，去除沉淀和细胞，取上清液放入沸水浴中煮沸 10min，再以 2500r/min 离心 10min，留取上清液检测。

3. 标本的稀释　在试管架上分别排列标明有抗 A、抗 B、抗 H 的 3 排试管各 10 支，以 0.1ml 唾液加 0.1ml 生理盐水的倍比稀释方式处理至第 10 管，稀释度分别为 1∶1、1∶2、1∶4、1∶8、1∶16、1∶32、1∶64、1∶128、1∶256、1∶512。

4. 按表 1 - 5 加反应物进行试验。

表 1 - 5　唾液中血型物质测定步骤

	抗 A 管	抗 B 管	抗 H 管
受检者唾液系列稀释标本（滴）	1	1	1
最适稀释度抗 A 血清（滴）	1	–	–
最适稀释度抗 B 血清（滴）	–	1	–
最适稀释度抗 H 液（滴）	–	–	1
混匀，置室温中和 10 分钟			
2% 的 A 型 RBC 生理盐水悬液（滴）	2	–	–
2% 的 B 型 RBC 生理盐水悬液（滴）	–	2	–
2% 的 O 型 RBC 生理盐水悬液（滴）	–	–	2
混匀，室温 1 小时或 1000 转/分钟 离心 1 分钟，观察结果。			

5. 阳性及阴性对照管分别取试管 2 支，各加 H 分泌型和非分泌型唾液 1 滴，再加抗 H 最适稀释度液 1 滴，以 2% O 型红细胞作指示，同时进行试验。最好再用盐水代替唾液做试剂对照。

【实验结果】

1. 记录唾液测定管、盐水对照管、阳性对照管和阴性对照管的凝集强度。阴性对照管的凝集强度一般应为（3 + ~4 +）；阳性对照管凝集强度应为（ - ）；盐水对照管凝集强度应大于相应的唾液测定管。

2. 在抗 A、抗 B、抗 H 试管中，任何一管红细胞不凝集，均表示检出唾液中存在相应的血型物质，见表 1 - 6。

表 1 - 6　唾液中血型物质测定结果

	抗 A 管	抗 B 管	抗 H 管	盐水对照	阳性对照	阴性对照
非分泌型	4 +	4 +	4 +	4 +	–	3 +/4 +
A 型分泌型	–	4 +	1 + ~4 +	4 +	–	3 +/4 +
B 型分泌型	4 +	–	1 + ~3 +	4 +	–	3 +/4 +
O 型分泌型	4 +	4 +	–	4 +	–	3 +/4 +
AB 型分泌型	–	–	1 + ~3 +	4 +	–	3 +/4 +

3. 当存在相应血型物质时，受检唾液能抑制抗体凝集相应红细胞的最高稀释倍数的倒数，即为该唾液所含血型物质的效价。

【方法评价与注意事项】

1. 唾液在加热前应先离心并除去沉淀，否则细胞可能释放 H 物质，导致非分泌型出现假阳性。

2. 唾液收集后，可将唾液冰冻保存 3 天后融化离心，除去细胞碎屑，得到清晰的不含黏液的液体唾液，冰冻唾液的活性可保留 2 年。

3. 如果试验要在几小时内完成，可将标本放入 4℃ 冷藏；若试验不能一天完成，则将标本保存在 −20℃，标本活力可保存数年。

4. 为了防止弱分泌型漏检，可同时做盐水对照试验，比较两者的凝集强度。

5. 抗血清应标准化校正后使用，否则易出现假阳性或假阴性结果。

6. 若盐水对照管的抗体未与指示细胞凝集，则唾液试验结果无效。这经常是由于试剂的稀释倍数太大引起的，需重新确定抗血清的最适稀释度。

【思考题】

1. 为什么测定唾液中 HAB 血型物质实验需要做盐水对照实验，并且盐水对照管的凝集强度要大于相应的唾液测定管？

2. 被检测者的唾液为什么要放入沸水中煮沸 10min 处理？

（胡丽华）

第二节　意外抗体筛选及鉴定

实验一　意外抗体筛选试验

【实验原理】

意外抗体亦称为不规则抗体。输血或妊娠后，由于外源性抗原的同种免疫作用，使机体对外源性抗原产生同种免疫抗体，若再次输入相同抗原时就会产生抗原抗体反应，从而导致免疫性溶血反应。

为检出血清中的意外抗体，应用特定的抗体筛选谱红细胞（Ⅰ、Ⅱ、Ⅲ号），与待检者血清在三种介质（盐水、酶、抗球蛋白）中反应，根据反应结果判断待检血清中是否有红细胞意外抗体（不规则抗体）以及抗体的类别。

【仪器、试剂与标本】

1. 仪器　台式离心机、37℃ 水浴箱、血液细胞洗涤离心机。

2. 试剂　抗体筛选谱红细胞、生理盐水、1% 菠萝蛋白酶、多特异性抗球蛋白试剂。

3. 标本　待检血浆或血清、2% ~5% 待检者红细胞盐水悬液。

【实验步骤】

1. 取试管 12 支分成 3 排，每排 4 支做好标记，分别进行盐水、酶、抗球蛋白试验。

2. 第 1 排 4 支试管各加待检者血清 1 滴，第 1~3 支试管依次加Ⅰ、Ⅱ、Ⅲ号筛选谱红细胞各 1 滴，第 4 支试管加 2% ~5% 待检者红细胞悬液 1 滴，1000×g 离心 15s，轻轻摇动试管，肉眼观察有无凝集结果，记录盐水介质反应情况。

3. 第 2 排 4 支试管各加待检者血清 1 滴，第 1~3 支试管依次加Ⅰ、Ⅱ、Ⅲ号筛选谱红细胞各 1 滴，第 4 支试管加 2% ~5% 待检者红细胞悬液 1 滴，4 支试管再分别加入 1% 菠萝酶蛋白 1 滴。

笔记

4. 第 3 排 4 支试管各加待检者血清 1 滴，第 1～3 支试管依次加 I 、 II 、 III 号筛选谱红细胞各 1 滴，第 4 支试管加待检者 2%～5% 红细胞悬液 1 滴。

5. 将第 2、3 排 8 支试管置于 37℃ 水浴箱中孵育 30min。

6. 从水浴箱中取出试管，第 2 排 4 支试管 1000×g 离心 15s 轻轻摇动试管，肉眼观察有无凝集，记录酶介质反应情况。

7. 第 3 排 4 支试管用生理盐水洗涤 3 次，末次洗涤后，将上清液全部倾出，各加入多特异性抗球蛋白试剂 1 滴，1000×g 离心 15s，轻轻摇动试管，肉眼观察有无凝集，记录抗球蛋白反应情况。

【实验结果】

待检者自身血清加自身红细胞管应无凝集，I 、 II 、 III 号筛选谱红细胞出现 ±～4+ 凝集者为抗体筛选试验阳性。用于意外抗体筛选的红细胞抗原谱常用样表见 1－7。

表 1－7　意外抗体筛选谱红细胞

序号	Rh					Kidd		MNSs				Duffy		Kell		Lewis		P
	D	C	E	c	e	JK^a	JK^b	M	N	S	s	Fy^a	Fy^b	K	k	Le^a	Le^b	P_1
I	+	+	－	－	+	+	+	+	+	+	+	+	－	－	+	+	+	+
II	+	－	+	+	－	+	+	－	+	－	+	+	－	－	+	－	+	－
III	+	+	－	+	+	+	－	+	－	+	+	+	－	+	+	－	+	+

【方法评价与注意事项】

1. 在盐水、酶、抗球蛋白三种介质中，I 、 II 、 III 号筛选谱红细胞只要有一个或者一个以上试管出现 ±～4+ 凝集，表示待检者血清中存在意外抗体，需进一步通过抗体鉴定试验鉴定抗体特异性。

2. 12 支试管均无凝集，表示待检者血清中未检出意外抗体。

3. 酶或抗球蛋白介质出现凝集，而盐水介质无凝集，则提示意外抗体为 IgG 类。反之则为 IgM 类抗体。

4. 待检者自身血清加自身红细胞管应无凝集，若出现凝集则提示可能存在自身抗体；如患者近期输过血，则自身抗体、同种抗体均可能存在，需要进一步试验进行鉴别。

5. 对有妊娠史或输血史的患者，输血前应进行意外抗体筛选试验，献血者血浆也应进行意外抗体筛选试验。

【思考题】

1. 什么是意外抗体？

2. 为何需在多种介质中进行抗体筛选试验？

（董伟群）

实验二　意外抗体鉴定试验

【实验原理】

对抗体筛选试验阳性的待检者应进行抗体鉴定试验，进一步检查其抗体特异性。根据谱红细胞（1～10 号共 10 个鉴定细胞）与待检者血清在三种介质（盐水、酶、抗球蛋白）中反应的结果加以判定。

【仪器、试剂与标本】

1. 仪器　台式离心机、37℃ 水浴箱、血液细胞洗涤离心机。

2. 试剂　抗体鉴定谱红细胞（1～10 号鉴定谱红细胞）、生理盐水、1% 菠萝蛋白酶、多特异性抗球蛋白试剂。

3. 标本　待检者血浆或血清、2%～5% 待检者红细胞盐水悬液。

【实验步骤】

1. 取 33 支试管分成 3 排，每排 11 支试管，做好标记，分别进行盐水、酶、抗球蛋白试验。

2. 每支试管加待检者血清 1 滴。每排第 1～10 支试管依次加入 1～10 号抗体鉴定谱红细胞各 1 滴，第 11 支加待检者 2%～5% 红细胞悬液 1 滴。

2. 第 1 排试管以 1000×g 离心 15s，轻轻摇动试管，肉眼观察有无凝集，记录盐水介质反应情况。

3. 第 2 排试管中各加 1% 菠萝蛋白酶 1 滴。

4. 将第 2、3 排 22 支试管分别置于 37℃ 水浴箱孵育 30min。

5. 从水浴箱中取出试管，第 2 排的 11 支试管 1000×g 离心 15s，轻轻摇动试管，肉眼观察有无凝集，记录酶反应结果。

6. 第 3 排 11 支试管试管用生理盐水洗涤 3 次，末次洗涤后，将上清液全部倾出，各加入多特异性抗球蛋白试剂 1 滴，1000×g 离心 15s，轻轻摇动试管，肉眼观察有无凝集，记录抗球蛋白介质反应结果。

【实验结果】

待检者自身血清加自身红细胞管无凝集；1～10 号鉴定谱红细胞管出现 ±～4＋ 凝集者为阳性结果。用于意外抗体鉴定的红细胞抗原谱常用样表见 1－8，根据反应格局，结合待检者红细胞表型分析，可推断抗体特异性。

表 1－8　意外抗体鉴定谱红细胞

序号	Rh					Kidd		MNSs					Duffy		Diego		Kell		Lewis		P	Do		Yt	
	D	C	E	c	e	JK^a	JK^b	M	N	S	s	Mur	Fy^a	Fy^b	Di^a	Di^b	K	k	Le^a	Le^b	P₁	Do^a	Do^b	Yt^a	Yt^b
1	+	0	+	+	0	+	+	+	+	+	+	/	+	0	/	/	/	/	0	+	0	/	/	/	/
2	+	+	0	0	+	+	+	+	+	0	+	+	+	0	0	/	0	/	0	+	+	/	/	/	/
3	+	+	0	0	0	+	0	0	0	+	0	+	+	0	/	/	0	/	0	+	0	/	/	/	/
4	+	+	0	+	+	0	+	+	0	+	+	+	+	0	/	/	/	/	0	+	+	/	/	/	/
5	+	+	+	0	0	+	0	+	0	+	0		0	0	0	+	0	+	0	+	0	+	0	+	0
6	+	0	0	+	+	0	+	+	0	0	+		+	0	/	/	/	/	0	+	0	0	+	/	/
7	0	0	0	+	+	+	0	+	0	+	0		+	0	/	/	/	/	0	+	0	/	/	/	/
8	+	+	0	0	+	+	0	+	0	+	0		+	0	/	/	/	/	+	+	+	/	/	/	/
9	0	0	0	+	+	+	+	0	+	0	+		0	0	0	+	0	+	0	+	0	+	0	+	0
10	+	+	0	0	0	+	0	+	+																

【方法评价与注意事项】

1. ±～4＋ 凝集为阳性结果，表示待检者血清有意外抗体，结合红细胞抗原谱反应格局，确定抗体特异性。

2. 无凝集为阴性结果，表示待检血清中未检出意外抗体。

3. 酶或抗球蛋白介质出现凝集，而盐水介质无凝集，则表示意外抗体为 IgG 类。

4. 待检者自身血清加自身红细胞管应无凝集；若出现凝集则提示自身抗体；若患者近期有

输血史或有妊娠史，则自身抗体、同种抗体均可能存在，需要应用其他试验进行确定。

【思考题】

1. 抗体筛选试验与抗体鉴定试验的异同？
2. 抗体鉴定试验能否鉴定出所有的意外抗体？

（董伟群）

第三节　交叉配血

实验一　盐水介质交叉配血试验

【实验原理】

红细胞血型抗原能与血浆（血清）中相应的血型抗体结合，在离心力作用下，可加速抗原抗体结合速度。人类 ABO 血型抗体以 IgM 类完全性红细胞血型抗体为主（此外，尚包括 MN、P 等血型抗体），此种抗体可与数个盐水介质中悬浮的红细胞结合，使红细胞聚集并出现肉眼可见的凝集。利用凝集反应进行交叉配血实验以反映供受者血液相容性。

【仪器、试剂与标本】

1. 仪器　10mm×60mm 洁净小试管、滴管、记号笔、载玻片、台式离心机、显微镜、37℃恒温水浴箱。

2. 试剂　生理盐水等。

3. 标本　EDTA－K$_2$抗凝血 2ml，处理：

（1）将受血者全血离心分离血浆和红细胞。

（2）用生理盐水洗涤受血者红细胞 3 次，最后 1 次洗涤后尽可能吸弃上清液，制备成压积红细胞；取 1 滴压积红细胞加入 0.8ml 生理盐水，配制成 5% 红细胞生理盐水悬液。

（3）献血者标本处理同受血者。

【实验步骤】

1. 取洁净小试管 2 支，分别标注主侧管、次侧管。

2. 于主侧管中加入受血者血浆 2 滴、供血者 5% 红细胞悬液 1 滴；于次侧管中加入供血者血浆 2 滴、受血者 5% 红细胞悬液 1 滴，轻轻混匀。

3. 分别将两支试管放入离心机内，以 120×g 离心 1min 或 1300×g 离心 15s；小心取出试管，肉眼观察上清液有无溶血现象；轻摇试管至红细胞扣分散成均匀的红细胞悬液，肉眼观察有无红细胞的凝集；用滴管分别从主侧管和次侧管内吸取混合液各 1 滴，均匀滴放在洁净玻片上，显微镜下观察有无红细胞凝集。

4. 上述加样操作详见下表 1-9。

表 1-9　盐水介质交叉配血试验加样步骤

	主侧管（滴）	次侧管（滴）
受血者血浆（清）	2	/
受血者 5% 红细胞悬液	/	1
供血者血浆（清）	/	2
供血者 5% 红细胞悬液	1	/

【实验结果】

1. 受血者和供血者两血相容：ABO 同型配血，主侧和次侧管红细胞无凝集或无溶血，表明受血者和供血者两血相容，为配血成功，可以输血。

2. 受血者和供血者两血不相容：ABO 同型配血，出现主侧和（或）次侧试管内红细胞凝集和（或）溶血，表明受血者和供血者两血不相容，为配血不成功，不可以输血。

【方法评价与注意事项】

1. 盐水介质交叉配血试验是临床输血前受血者和献血者血液相容性检测的最基本试验，其操作简单、成本低。

2. 盐水介质交叉配血试验仅能检出 IgM 类完全性红细胞血型抗体，而不能检出 IgG 类不完全性红细胞血型抗体，由于临床最常见的迟发型输血反应是由 ABO 血型以外的其他血型（如 Rh 血型）的 IgG 类抗体所致，因此，临床实际工作中完成盐水介质交叉配血试验后，应增加一种可检出不完全性抗体的交叉配血方法，防止此类抗体漏检。

3. 在临床上，只有受血者血清抗体筛检试验阴性时，或已明确为临床无意义抗体以及受血者无输血史和妊娠史等情况下，才进行盐水交叉配血试验。

4. 全血标本可不经抗凝处理，静脉取血后置室温下，待血液自然凝固后分离血清和红细胞。

5. 溶血标本不得用于交叉配血试验。

6. 不能用玻片法进行交叉配血试验，可使用试管法或微柱法进行检测。

7. 红细胞悬液中加入血浆（血清）后，应采用立即离心法观察结果，室温放置时间对试验结果影响较大；离心速度和时间根据离心机的型号而选择，要求红细胞在试管底部形成一个"扣"，边缘清楚，上清液清晰，轻摇细胞即可悬起。

8. 应用盐水介质交叉配血试验出现红细胞凝集或溶血时，应当首先复核献血者和受血者的 ABO 血型，排除因 ABO 血型鉴定错误导致的不相容。

9. 冬季室温较低，为排除自身冷凝集素所致红细胞凝集，可分别取受血者和献血者红细胞悬液各 1 滴，分别滴放在玻片上，于显微镜下观察结果；若疑为自身冷凝集素导致的红细胞凝集，可将主侧或次侧试管置于 37℃水浴箱内，轻轻摇动试管，取出试管后立即吸取红细胞悬液滴放在沽净玻片上，显微镜下观察结果。

10. 溶血为阳性结果，临床意义同红细胞凝集，溶血原因可能与受血者血浆中补体活性较高，引起红细胞溶解有关。

【思考题】

试述盐水介质交叉配血试验的优缺点。

（曾小菁）

实验二　酶介质交叉配血试验

【实验原理】

正常情况下，红细胞表面具有丰富的唾液酸，使其带有大量负电荷并形成 Zeta 电位，在电场作用下，红细胞相互排斥、不聚集。蛋白水解酶可作用于红细胞表面的多糖链，消化并破坏其表面的唾液酸，减少红细胞表面所带负电荷，降低 Zeta 电位，减弱红细胞间排斥力，缩短红细胞间距，增强 IgG 类抗体对应抗原红细胞的凝集，出现肉眼可见的凝集反应。

【仪器、试剂与标本】

1. 仪器　10mm×60mm 洁净小试管、滴管、记号笔、载玻片、台式离心机、显微镜、37℃

恒温水浴箱。

2. 试剂　生理盐水、1%菠萝酶蛋白溶液、人源性 IgG 抗 D 血清、5% RhD 阴性 O 型红细胞悬液等。

3. 标本　EDTA - K_2 抗凝血 2ml，处理：

（1）将受血者全血离心分离血浆和红细胞。

（2）用生理盐水洗涤受血者红细胞 3 次，最后 1 次洗涤后尽可能吸弃上清液，制备成压积红细胞；取 1 滴压积红细胞加入 0.8ml 生理盐水，配制成 5% 红细胞生理盐水悬液。

（3）献血者标本处理同受血者。

【实验步骤】

1. 受检管　取洁净小试管 2 支，分别标注主侧管、次侧管；于主侧管中加入受血者血浆 2 滴、献血者 5% 红细胞悬液 1 滴；于次侧管中加入献血者血浆 2 滴、受血者 5% 红细胞悬液 1 滴；于主、次侧管中分别加入 1% 菠萝蛋白酶溶液各 1 滴，轻轻混匀。

2. 对照设置

（1）阳性对照：取洁净小试管 1 支，标注阳性对照；加入 5% RhD 阳性 O 型红细胞悬液和人源性 IgG 类抗 D 血清各 1 滴，加入 1% 菠萝蛋白酶溶液 1 滴，加入 1% 菠萝蛋白酶溶液 1 滴。

（2）阴性对照：取洁净小试管 1 支，标注阴性对照；加入 5% RhD 阳性 O 型红细胞悬液和正常人 AB 型血浆各 1 滴，加入 1% 菠萝蛋白酶溶液 1 滴。

（3）自身对照：取洁净小试管 1 支，标注自身对照；加入受血者自身血浆和 5% 红细胞悬液各 1 滴，加入 1% 菠萝蛋白酶溶液 1 滴。

3. 受检管及各对照管轻轻摇动混匀后，置 37℃ 水浴 30min；取出试管后轻轻摇动，或经 120×g 离心 1min 或 1300×g 离心 15s，观察结果。

【实验结果】

1. 对照管结果判断　受血者自身对照管内红细胞不凝集，阳性对照管红细胞凝集，阴性对照管红细胞不凝集，方可进行受检管结果判断。

2. 受检管结果判断

（1）受血者和供血者两血相容：ABO 同型配血，如主侧和次侧管内红细胞均无凝集或无溶血，表明受血者和献血者两血相容，为配血成功，可以输血。

（2）受血者和供血者两血不相容：ABO 同型配血，如主侧和（或）次侧管内出现红细胞凝集和（或）溶血，表明受血者和血者两血不相容，为配血不成功，不可以输血。

【方法评价与注意事项】

1. 酶介质交叉配血试验可以促进某些血型抗原与抗体的反应，以 Rh 和 Kidd 血型系统最为显著，其可以检出献血者或受血者血清中是否存在 IgG 类不完全性红细胞血型抗体，操作简单、快速，曾经得到广泛使用。

2. 蛋白水解酶处理红细胞时，会使某些红细胞抗原结构破坏或变性而失去活性，其中以 M、N、S、Fy^a、Fy^b 最为明显，可使上述抗原相应的抗体造成漏检，存在输血安全隐患，目前临床输血基本上不再使用酶介质进行交叉配血试验。

3. 采用蛋白酶处理红细胞，可改变红细胞悬液的物理性质，在交叉配血试验中出现非特异性自身凝集，因此必须使用标准对照以进行结果判断。

4. 试验应设自身对照及阴、阳性对照。

5. 每批新配制的酶溶液应测定最佳稀释度及用于处理红细胞时的最佳孵育时间，避免假阴性或假阳性结果。

【思考题】

1. 试述酶介质交叉配血试验原理。

2. 试述酶介质交叉配血试验的优缺点。

（曾小菁）

实验三　抗人球蛋白介质交叉配血试验

【实验原理】

抗人球蛋白试验是检测不完全抗体（主要是 IgG 类血型抗体）的主要方法之一。盐水介质中，IgG 类血型抗体能与红细胞膜上相应抗原结合，使红细胞致敏，但不能引起相邻红细胞发生凝集。在离心力作用下，由马或兔抗人球蛋白抗体制成的抗人球蛋白（二抗）试剂能与致敏在红细胞膜上的 IgG 类血型抗体（一抗）发生抗原抗体结合反应，使原来已致敏的红细胞发生凝集。因此，采用此法可检出血清中是否存在不完全抗体。

【仪器、试剂与标本】

1. 仪器　10mm×60mm 洁净小试管、滴管、记号笔、载玻片、台式离心机、显微镜、37℃恒温水浴箱。

2. 试剂　生理盐水、抗人球蛋白试剂、人源性 IgG 抗 D 血清、正常人 AB 型血浆、5% RhD 阳性红细胞悬液等。

3. 标本　EDTA – K$_2$ 抗凝血 2ml，处理：

（1）将受血者全血离心分离血浆和红细胞。

（2）用生理盐水洗涤受血者红细胞 3 次，最后 1 次洗涤后尽可能吸弃上清液，制备成压积红细胞；取 1 滴压积红细胞加入 0.8ml 生理盐水，配制成 5% 红细胞生理盐水悬液。

（3）献血者标本处理同受血者。

【实验步骤】

1. 受检管　取洁净小试管 2 支，分别标注主侧管、次侧管；于主侧管中加入受血者血浆 2 滴、献血者 5% 红细胞悬液 1 滴；于次侧管中加入献血者血浆 2 滴、受血者 5% 红细胞悬液 1 滴。

2. 对照设置

（1）阳性对照：取洁净小试管 1 支，标注阳性对照；加入 5% 人源性 IgG 类抗 D 血清致敏的 RhD 阳性红细胞悬液 1 滴。

（2）阴性对照：取洁净小试管 1 支，标注阴性对照；加入正常人 AB 型血浆作为稀释剂的 5% RhD 阳性红细胞悬液 1 滴。

（3）生理盐水对照：取洁净小试管 2 支，分别标注献血者、受血者红细胞生理盐水对照；于前者中加入 5% 献血者红细胞悬液 1 滴、生理盐水 1 滴；于后者中加入 5% 受血者红细胞悬液 1 滴、生理盐水 1 滴。

3. 上述各管轻轻混匀后，置 37℃ 水浴 30min；取出后分别用生理盐水洗涤红细胞 3 次，倾去上清液。

4. 各试管内加入最适稀释度的抗人球蛋白血清 1 滴，120×g 离心 1min 或 1300×g 离心 15s，观察结果。

【实验结果】

1. 对照管结果判断　献血者、受血者红细胞生理盐水对照管内红细胞不凝集，阳性对照管红细胞凝集，阴性对照管红细胞不凝集，方可进行受检管结果判断。

2. 受检管结果判断

（1）受血者和供血者两血相容：ABO 同型配血，如主侧和次侧管内红细胞均不凝集，表明两血相容，为配血成功，可以输注。

（2）受血者和供血者两血不相容：ABO 同型配血，如主侧或（和）次侧管内出现红细胞凝集或（和）溶血，表明受血者和供血者两血不相容，为配血不成功，血液不可以输注。

【方法评价与注意事项】

1. 抗人球蛋白介质交叉配血试验是检测 IgG 类不完全性红细胞血型抗体的经典方法，其灵敏度高、特异性强。

2. 抗人球蛋白介质交叉配血试验操作步骤较繁琐，耗时较多，临床应用较少。

3. 检测应设置阳性对照、阴性对照及生理盐水对照。

4. 洗涤红细胞应不间断地迅速进行，避免细胞上的抗体释放出来。

5. 因抗人球蛋白试验形成的红细胞凝集强度较弱，故振摇观察结果时力度应适度，避免将松散的红细胞凝块摇散，误判为假阴性。

【思考题】

1. 试述抗人球蛋白介质交叉配血试验的原理。

2. 试述抗人球蛋白介质交叉试验的影响因素。

（曾小菁）

实验四　低离子聚凝胺介质交叉配血试验

【实验原理】

在低离子介质降低溶液离子强度的作用下，红细胞周围的阳离子云减少，可促进血清（血浆）中血型抗体与红细胞上相应抗原结合。聚凝胺（polybrene）是一种高价阳性季铵盐多聚物，溶解后可以产生较多的正电荷，能中和红细胞表面的负电荷，减弱红细胞间的排斥力，缩短红细胞间距，使正常红细胞形成可逆性的非特异性凝集，同时也使 IgG 类抗体直接凝集红细胞。然后加入枸橼酸重悬液，由聚凝胺引起的红细胞非特异凝集可因重悬液中和电荷的作用而散开，而由血型抗体介导的特异性凝集则不会消失。

【仪器、试剂与标本】

1. 仪器　10mm×60mm 洁净小试管、滴管、记号笔、台式离心机、显微镜。

2. 试剂　生理盐水、低离子介质（low ionic medium，LIM）、聚凝胺溶液、重悬液、抗 D 血清、正常人 AB 型血浆、RhD 阳性 O 型红细胞。

3. 标本　EDTA－K_2抗凝血 2ml，处理：

（1）将受血者全血离心分离血浆和红细胞。

（2）用生理盐水洗涤受血者红细胞 3 次，最后 1 次洗涤后尽可能吸弃上清液，制备成压积红细胞；取 1 滴压积红细胞加入 0.8ml 生理盐水，配制成 5% 红细胞生理盐水悬液。

（3）献血者标本处理同受血者。

【实验步骤】

1. 检测管　取洁净小试管 2 支，分别标记主侧管、次侧管；于主侧管分别加入受血者血浆 2 滴、献血者 5% 红细胞悬液 1 滴；次侧管分别加入献血者血浆 2 滴和受血者 5% 红细胞悬液 1 滴。

2. 对照设置

（1）阳性对照：取洁净小试管 1 支，标注阳性对照；加入抗 D 血清 2 滴、5% RhD 阳性 O

型红细胞悬液。

（2）阴性对照：取洁净小试管 1 支，标注阴性对照；加入正常人 AB 型血浆 2 滴、5% RhD 阳性 O 型红细胞悬液。

（3）上述各管轻轻摇动混匀后，分别加入低离子介质 0.6ml，混匀，室温放置 1min。

（4）上述各管分别加入聚凝胺溶液 2 滴，混匀，3400r/min 或 1000×g 离心 15s，弃去上清液后，轻摇试管观察结果（此时如形成凝块，往下继续试验；如未形成凝块，则须重做试验）。

（5）上述各管分别加入重悬液 2 滴，轻轻混合，肉眼观察结果。

（6）取载玻片一张，用滴管分别从主侧管和次侧管内吸取红细胞悬液各 1 滴，均匀滴放在载玻片上，于显微镜下观察结果。

【实验结果】

1. 受血者和供血者两血相容：ABO 同型配血，如主侧管和次侧管内红细胞凝集散开，则为聚凝胺引起的非特异性凝集，表明受血者和献血者两血相容，为配血成功，可以输血。

2. 受血者和供血者两血不相容：ABO 同型配血，如主侧管或（和）次侧管内红细胞凝集不散开，则为血型抗原抗体结合引起的特异性凝集反应，表明受血者和供血者两血不相容，为配血不成功，不可以输血。

【方法评价与注意事项】

1. 聚凝胺介质交叉配血试验不能检出抗 K 的 IgG 抗体，但中国汉族人群几乎 100% K 阴性，至今尚未发现 K 抗原阳性者，亦未检出抗 K 抗体。因此国内临床输血时，采用聚凝胺介质进行交叉配血试验是较安全的。

2. 聚凝胺介质交叉配血试验操作简便快速，成本较低，目前临床应用较为广泛。

3. 溶血标本不能用于交叉配血试验。

4. 加入聚凝胺溶液后，应观察到凝集现象，否则重做试验。

5. 加入重悬液后应在 1min 内观察结果，避免反应减弱或消失。

6. 聚凝胺溶液是一种抗肝素试剂，故对肝素抗凝标本须多加聚凝胺溶液来中和肝素。

【思考题】

1. 试述聚凝胺介质交叉配血试验的原理。

2. 影响聚凝胺介质交叉配血试验的因素有哪些？

（曾小菁）

实验五　微柱凝胶介质交叉配血试验

【实验原理】

使用特定的化学物质（如葡聚糖等）做成微型凝胶柱，其中含有抗人球蛋白试剂。在凝胶分子筛作用下，相应红细胞血型抗原抗体发生特异性凝集形成的团块不能通过凝胶柱，留在微柱上层，而未发生特异性凝集的红细胞以单个分散形式存在，在离心力作用下，可通过凝胶分子筛，下沉到凝胶柱管底。

【仪器、试剂与标本】

1. 仪器　微柱凝胶卡、37℃微柱凝胶试验专用孵育器及专用离心机、滴管、记号笔。

2. 试剂　生理盐水。

3. 标本　EDTA – K_2 抗凝血 2ml，处理：

（1）将受血者全血离心分离血浆和红细胞。

（2）用生理盐水洗涤受血者红细胞 3 次，最后 1 次洗涤后尽可能吸弃上清液，制备成压积红细胞；取 1 滴压积红细胞加入 4ml 生理盐水，配制成 1% 红细胞生理盐水悬液。

（3）献血者标本处理同受血者。

【实验步骤】

1. 准备微柱凝胶反应卡，标注主侧孔、次侧孔。

2. 取受血者血浆 1 滴、献血者 1% 红细胞悬液 1 滴，分别加入到主侧孔内；取献血者血浆 1 滴、受血者 1% 红细胞悬液 1 滴，分别加入到次侧孔内。

3. 将凝胶卡放置在专用孵育器上，经 37℃ 孵育 15min。

4. 取出凝胶卡，放置专用离心机，以 $(80 \sim 100) \times g$ 离心 10min。

5. 取出凝胶卡，肉眼观察结果。

【实验结果】

1. 受血者和献血者两血相容：ABO 同型配血，如主侧孔和次侧孔红细胞完全沉降于凝胶管底部，〔主次侧管 - （0）〕，表明受血者和供血者两血相容，为配血成功，可以输血。

2. 受血者和献血者两血不相容：ABO 同型配血，如主侧孔或（和）次侧孔内出现红细胞凝集或（1 + ~4 +）溶血，表明受血者和供血者两血不相容，为配血不成功，不可以输血。

【方法评价与注意事项】

1. 微柱凝胶介质交叉配血试验利用了凝胶分子筛作用，明显提高了交叉配血试验的灵敏度和特异度，其操作简便，结果判断直观、可靠，操作过程易于标准化，其中凝胶微管抗人球蛋白试验，可省去传统的抗人球蛋白试验的复杂洗涤红细胞过程，使试验更简单和规范，结果更易判定，并可较长期保存。

2. 微柱凝胶介质交叉配血试验适用于检测 IgM 类完全红细胞血型抗体以及 IgG 类不完全红细胞血型抗体。

3. 红细胞标本一定不能被细菌污染，否则会出现假阳性反应。尽可能应用当日采集的新鲜血做本试验。如不得不用过夜血或陈旧血样，则必须首先用该标本做阴性对照试验，以确定该标本是否可以做本实验。

4. 溶血标本不能用于交叉配血试验。

【思考题】

试述微柱凝胶介质交叉配血试验的原理。

（曾小菁）

第四节 吸收放散试验

实验一 冷抗体吸收试验

【实验原理】

含有已知效价和特异性抗体（或未知特异性抗体）的血清中加入未知是否（或已知）存在相应抗原的红细胞，放置 4℃ 冰箱中孵育。如果血清中存在针对红细胞抗原的抗体，特别是冷抗体，抗体可以与红细胞表面的相应抗原结合，血清中的抗体效价就会下降，从而可推测出红细胞（或抗体）的特异性。因此，这种试验方法既可以用已知抗体鉴定未知抗原特异性及其抗原的强度，也可以用已知抗原鉴定未知抗体，还可以用来去除患者自身冷抗体。红细胞血型抗体中最具代表性的冷抗体就是抗 A 和抗 B。在血清学检查中，冷吸收试验主要用于鉴定 ABO 血型的亚型、各种原因导致的红细胞抗原减弱的血型鉴定（特别是 ABO 血型抗原减弱）、自身冷抗体去除等。本试验以鉴定红细胞表面 A、B 抗原为例。

【仪器、试剂与标本】

1、仪器　4℃冰箱、离心机。

2、试剂　抗体效价 32 的抗 A、抗 B 试剂；2% ~ 5% A 型、B 型试剂红细胞、生理盐水。

3、标本　受检者压积红细胞。

【实验步骤】

1. 取受检者压积红细胞 2ml，用大量生理盐水洗涤至少 3 次。末次洗涤时，采用 800 × g ~ 1000 × g，至少离心 5min。取出试管，尽量把生理盐水完全弃去。

2. 取 10mm × 60mm 试管 2 支，分别标记 A 和 B。每支试管加入受检者压积红细胞各 1ml，在标记 A 的试管内加入抗 A 试剂 2ml，在标记 B 的试管内加入抗 B 试剂 2ml。

3. 将试管放置 4℃冰箱内静置至少 1h，在此期间将试管充分振摇数次，使红细胞充分吸收抗体。

4. 取出试管，放置离心机，采用 800 × g ~ 1000 × g 离心 5min。取出试管，移出上层液体，即为吸收液。

5. 取 10mm × 60mm 试管 20 支，排列 4 排，第 1 排试管分别标记 A1、A2……A5，第 2 排试管分别标记 As1、As2……As5，第 3 排试管分别标记 B1、B2……B5，第 4 排试管分别标记 Bs1、Bs2……Bs5。每支试管内分别加入生理盐水 0.2ml。

6. 第 1、3 排第 1 管内分别加入抗 A、抗 B 吸收液 0.2ml，第 2、4 排第 1 管内分别加入未经过吸收的抗 A、抗 B 试剂 0.2ml。分别进行 2 ~ 32 倍量稀释。

7. 第 1、2 排每支试管内分别加入 2% ~ 5% 的 A 型试剂红细胞盐水悬液 0.1ml，第 3、4 排每支试管内分别加入 2% ~ 5% 的 B 型试剂红细胞盐水悬液 0.1ml。

8. 将每支试管轻轻振摇，使红细胞充分混匀，放置离心机内离心，以 120 × g 离心 1min。观察红细胞凝集反应，记录试验结果。

【实验结果】

1. 吸收后抗 - A 效价与对照相比显著降低或消失者，血型为 A 型；吸收后抗 B 效价与对照相比显著降低或消失者，血型为 B 型。吸收后抗 A 和抗 B 效价与对照相比均显著降低或消失者，血型为 AB 型；吸收后抗 A 和抗 B 效价与对照相比均无明显差别者，血型为 O 型。

2. 鉴定 A 或 B 亚型时，应当根据抗体下降程度来判断被检红细胞吸收强度，结合其他血清学试验结果，做出是何种亚型的结论。

【方法评价与注意事项】

1. 冷吸收试验主要通过间接证明红细胞上的血型抗原及其强度，用于冷抗体所对应的红细胞抗原鉴定。常用于 ABO 亚型的鉴定以及某种原因引起红细胞血型抗原减弱时的定型。不适合用于温抗体针对的血型鉴定，如 Rh 血型的抗原鉴定。

2. 结合放散试验可鉴定抗体特性，探明是单一抗体、混合抗体或复合抗体，是何种类型抗体。可在多种抗体中通过吸收试验去除某种不需要的抗体，保留某种需要的特异性抗体，达到获取单一特异性抗体的目的。

3. 使用自身红细胞吸收血清中自身抗体的方法，消除自身抗体的干扰，有利于鉴别患者血清中是否存在同种抗体以及抗体的特异性。

4. 如果使用抗 A 或抗 B 试剂进行冷吸收试验，抗体效价不宜过高，最好倍比稀释至 32 为宜。如果使用的试剂抗体效价过高，特别是 ABO 亚型或抗原过于减弱时，红细胞吸收抗体量过少，经吸收后抗体效价下降不明显，可能导致结果难以判断。

笔记

5. 末次洗涤红细胞后，应当尽量去除生理盐水，以免试剂被稀释，影响结果的判断。

6. 应当根据被检血型的抗体性质、抗原最佳反应温度来决定使用冷抗体吸收试验还是温抗体吸收试验。

7. 红细胞与血清接触面积越大，抗体吸收效果越好。因此，尽量选择较大管径的试管，可以使用 13mm 或更大管径的试管。

【思考题】

1. 简述冷抗体吸收试验的主要应用范围。

2. 进行冷抗体吸收试验时，应当注意那些事项？

（张循善）

实验二　温抗体吸收试验

【实验原理】

实验原理与冷抗体吸收试验基本相同，主要是根据被检血型的抗原、抗体反应最佳温度不同，而采用温性的温度条件，以利于抗体充分吸收。主要用于温自身或同种抗体的吸收和鉴定、Rh 血型鉴定等。

本实验用作温自身抗体吸收时，采用热 - 酶处理技术以消除红细胞上已经致敏的抗体对试验的影响以及促进自身温抗体与红细胞结合。主要是通过加热处理的方法，使致敏在红细胞表面的抗体解脱，暴露出抗原结合位点；蛋白酶处理红细胞后，可以增强细胞吸附温自身抗体能力，最终可以有效地吸收自身温抗体。采用二硫苏糖醇 - 酶处理技术的原理主要是通过 ZZAP 试剂破坏 Ig 分子的完整性，使其从红细胞表面抗原上脱离，暴露出抗原结合位点；通过蛋白酶处理红细胞，以增强细胞吸收抗体的能力，以便有效地吸收自身温抗体。本实验以温自身抗体吸收为例。

【仪器、试剂与标本】

1. 仪器　37℃ 和 56℃ 水浴箱、离心机。

2. 试剂　生理盐水或人 AB 型血清、1% 的无花果蛋白酶或 1% 半胱氨酸活化的木瓜酶溶液、ZZAP 试剂（1% 半胱氨酸活化的木瓜酶 0.5ml，0.2mol/L 二硫苏糖醇 0.25ml，pH7.3 PBS 2ml，混合后调整 pH 为 6.0 ~ 6.5）。

3. 标本　含有温自身抗体的血标本。

【实验步骤】

1. 热 - 酶处理细胞法

（1）取 10mm × 60mm 试管 1 支，加入患者红细胞 2ml，用大量生理盐水洗涤 4 次。末次洗涤后，尽可能去除上清液。压积红细胞中加入等体积的生理盐水或人 AB 型血清，混匀。将试管放置 56℃ 水浴箱内轻轻振摇 5min。

（2）取出试管放置预温的离心管中，以 1000 × g 离心 2min，收集上清液作为放散液。用生理盐水洗涤红细胞 3 次，末次洗涤后，尽可能去除上清液。

（3）压积红细胞中加入 1% 木瓜酶或无花果蛋白酶 1ml，混匀。将试管放置 37℃ 水浴箱内，孵育 15min。

（4）取出试管，用生理盐水洗涤红细胞 3 次。末次洗涤，以 1000 × g 离心 5min。洗涤后，尽可能去除上清液。将压积红细胞分成两等份。

（5）将一份红细胞、2ml 患者血清分别加入已标记的试管内，混匀，放置 37℃ 水浴箱内，孵育 30min。

（6）取出试管，放置离心机内，以 $1000 \times g$ 离心 2min。

（7）取出上层血清，加入另一份红细胞中，重复上述（5）（6）步骤，最终获得经两次吸收后的血清。

2. 酶处理法

（1）取 $10mm \times 60mm$ 试管 2 支，分别加入患者压积红细胞各 1ml 及 ZZAP 试剂各 2ml，混匀，放置 37℃ 水浴箱内，孵育 30min。

（2）取出试管放置离心机内，以 $1000 \times g$ 离心 2min，弃去上清液。用生理盐水分别洗涤红细胞 3 次，末次洗涤后，尽可能去除上清液。

（3）取其中 1 支试管，在压积红细胞中加入患者血清 2ml，混匀，放置 37℃ 水浴箱内，孵育 30min。

（4）取出试管，放置离心机内，以 $1000 \times g$ 离心 2min。

（5）轻轻取出试管，吸取上层血清，加入到另一份压积红细胞中，混匀，放置 37℃ 水浴箱内，孵育 30min。

（6）取出试管，放置离心机内，以 $1000 \times g$ 离心 2min。

（6）轻轻取出试管，吸取上层血清，最终获得经两次吸收后的血清。

3. 检测和记录　取吸收后血清，加入标准谱细胞，使用间接抗人球蛋白技术，检测血清中是否存在同种抗体及抗体的特异性（具体方法参考意外抗体的检测），记录试验结果。

【实验结果】

患者血清经两次自身红细胞吸收后，一般可以除去自身抗体，使用谱红细胞可以进行同种抗体检测。如果与谱细胞不发生凝集反应，表明患者血清中不存在同种抗体；如果反应格局有特异性，表明患者血清中存在特异性同种抗体。

【方法评价与注意事项】

1. 温抗体吸收试验可以通过间接证明红细胞上的血型抗原及其强度，用于温抗体所对应的红细胞抗原鉴定；也常用于温自身抗体的吸收，通过热－酶处理技术或二硫苏糖醇－酶处理技术尽可能吸收温自身抗体，以便准确地进行同种抗体筛查和鉴定及其他血型血清学试验。患者血清中如果存在温自身抗体并且抗体水平较高时，患者红细胞表面就会致敏较多的自身抗体，可以导致患者红细胞直接抗人球蛋白试验阳性。这种红细胞可以在血型鉴定试剂中发生非特异性凝集，甚至在生理盐水中自凝，可以直接干扰患者的血型鉴定、抗体筛查与鉴定以及交叉配血试验等。通过患者温自身抗体的吸收试验，可以消除对上述试验的干扰，保证试验结果的准确可靠。本试验不适合用于冷抗体针对的血型抗原鉴定以及相应抗体的吸收，例如 ABO 血型等。

2. 在检测同种抗体前，应当进行患者吸收后血清温自身抗体是否吸收完全的评价，以保证同种抗体检测结果的可靠性。评价方法：患者红细胞在经过热处理、ZZAP 处理后，如果直接抗人球蛋白试验阴性，可以将该细胞和 2 份 O 型试剂红细胞分别加入到经两次吸收后的患者血清中，采用间接抗人球蛋白技术观察是否发生红细胞凝集反应。如果与两类红细胞均反应，表明血清中自身抗体吸收不完全，血清应当需要进一步吸收；如果与自身红细胞不反应，与 O 型试剂红细胞反应，表明存在同种抗体，可以继续使用谱细胞进行抗体特异性鉴定。

3. 近期输血患者不宜做自身抗体吸收试验，因为输注献血者的红细胞可能吸附患者的同种抗体，可能会出现假阴性结果。

4. 采用 ZZAP 试剂处理技术，可以破坏除 Kx 以外的 Kell 系统所有其他抗原以及能被蛋白酶破坏的红细胞血型抗原，包括 M、N、Fy^a、Fy^b、S 抗原以及 LW、Gerbich、Cartwright 和 Knops 系统抗原。如果怀疑患者温自身抗体特异性是针对这些抗原，则必须采用其他技术。

笔记

【思考题】

1. 简述自身温抗体吸收试验的临床意义。

2. 采用 ZZAP 试剂处理技术进行温自身抗体吸收试验时，应当注意那些问题？

（张循善）

实验三　热放散实验

【实验原理】

红细胞表面的抗原与血清中相应的抗体在适宜条件下可以发生结合，导致红细胞发生凝集或致敏。这种抗原抗体的结合是可逆的，如果改变某些物理条件，抗体可以从红细胞表面与抗原结合状态转变成为游离状态，成为游离抗体。把已知抗原特异性的红细胞加入放散液内，通过观察细胞是否凝集或致敏来鉴定放散液中抗体的种类及其强度，用以判定被检红细胞抗原或抗体的特异性。这种试验方法常用于 ABO 亚型的鉴定、新生儿溶血性贫血的诊断等。本实验以 A 抗原和 B 抗原鉴定为例。

【仪器、试剂与标本】

1. 仪器　37℃水浴箱、离心机。

2. 试剂　抗体效价的 32 抗 A、抗 B 试剂，2%～5%A、B、O 型试剂红细胞。

3. 标本　受检者压积红细胞。

【实验步骤】

1. 取受检者压积红细胞 2ml，用大量生理盐水洗涤红细胞 3 次以上。末次洗涤时，采用 $800 \times g \sim 1000 \times g$，至少离心 5min。留取上清液进行游离抗 A 和抗 B 检测。

2. 在确定没有残留游离抗－A 或抗－B 的压积红细胞内加入等量生理盐水，混匀。

3. 将试管放置 56℃水浴中，不断振摇 10min，以放散红细胞膜上结合的抗体。

4. 将试管取出，立即放置离心机内，以 $1300 \times g$ 离心 3～5min。取出试管用吸管立即吸取上层放散液。

5. 取 10mm×60mm 试管 3 支，分别标记 A、B 和 O，每支试管内加入放散液 0.2ml，再分别加入相应 2% 浓度的 A、B 和 O 型标准红细胞 0.1ml。

6. 将每支试管轻轻振摇，使红细胞充分混匀，以 $120 \times g$ 离心 1min。取出试管，观察红细胞凝集反应，记录试验结果。

【实验结果】

1. 放散液与标准 A 红细胞凝集表明被检红细胞存在 A 抗原，血型为 A 型；与标准 B 红细胞凝集表明被检红细胞存在 B 抗原，血型为 B 型；与两种标准红细胞均凝集表明被检红细胞表面存在 A 和 B 抗原，血型为 AB 型；均不凝集表明被检红细胞表面不存在 A、B 抗原，血型为 O 型。

2. 放散液与标准 O 型红细胞凝集，表明存在不规则抗体。需要使用谱细胞进一步鉴定抗体的特异性。

【方法评价与注意事项】

1. 本试验用于冷抗体型红细胞抗体的释放与鉴定效果较好。

2. 留取的末次洗液应当使用标准 A 红细胞和标准 B 红细胞进行游离抗－A 和抗－B 检测，只有在末次洗液不能凝集标准红细胞后，方可进行抗体释放，否则必须增加洗涤红细胞次数，直到不能检测出游离抗－A 和抗－B 为止。

3. 可以通过增加吸收血清比例的方法，提高放散液内抗体的浓度。

4. 红细胞放散时严格控制温度和时间，避免由于温度过高，导致红细胞破碎；温度过低，导致抗体从红细胞表面释放不完全。

5. 直接抗人球蛋白试验阳性红细胞，例如新生儿溶血性贫血或自身免疫性溶血性贫血患者的红细胞，可以直接进入洗涤程序，然后进行抗体释放和鉴定。

【思考题】

1. 简述热放散试验主要应用范围。

2. 进行热放散试验时，应当注意那些问题?

（张循善）

实验四　冷冻放散试验

【实验原理】

当红细胞冰冻时，红细胞膜周围有冰晶形成，在冰晶形成过程中，要吸收周围的水分，导致剩余的细胞外液渗透压升高，造成细胞内渗透压低于周围细胞外液的渗透压，促使细胞内水分向细胞外渗透，最终导致细胞解体。当细胞膜破碎时，结合在细胞膜抗原上的抗体就脱落下来。冷冻放散试验主要应用于 ABO 新生儿溶血病的实验室诊断。本试验以释放 ABO 血型抗体为例。

【仪器、试剂与标本】

1. **仪器**　$-20℃ \sim -70℃$ 冰箱、离心机。

2. **试剂**　标准 A、B、O 试剂红细胞。

3. **标本**　待检红细胞。

【实验步骤】

1. 用大量生理盐水洗涤待检红细胞至少 3 次以上（3~6 次），留取末次离心获得的上清液备用。

2. 取 10mm × 60mm 试管 1 支，加入被检压积红细胞 0.5ml，同时加入生理盐水 3 滴，混匀。

3. 塞住试管口，轻轻转动试管，使试管内壁表面黏附红细胞，形成红细胞薄层。

4. 将试管水平放置于低温冰箱内，快速冷冻 10min。

5. 取出试管，立即使用流动温水冲洗试管外壁，使红细胞快速融化。

6. 将试管放置离心机内，1000 × g 离心 2min。立即将上清液转移至另外 1 支标记好的 10mm ×60mm 试管内。

7. 按照 ABO 血型反定型方法鉴定抗体特异性，同时取末次洗涤上清液做平行对照。

8. 直接离心后观察试验结果。如果红细胞不凝集，应当使用间接抗人球蛋白技术检测放散液中的抗体（具体方法参考意外抗体的检测）。记录试验结果。

【实验结果】

1. 放散液与 A 型试剂红细胞凝集，抗体为抗 A；与 B 型试剂红细胞凝集，抗体为抗 B；与两种红细胞均凝集，抗体为抗 A,B。

2. 如果仅仅与 O 型试剂红细胞凝集，与 A、B 型试剂红细胞均不发生凝集，表明为非 ABO 血型抗体，可以使用谱细胞进行抗体鉴定。

笔记

【方法评价与注意事项】

1. 冷冻放散是一种简单快捷的抗体放散方法,一般用于 ABO 抗体的检测,对其他自身或同种抗体检出效果较差。因此,对其他血型抗体分析检测最好采用其他的放散试验方法。

2. 根据放散液与何种标准红细胞发生凝集反应来判定抗体的特异性。同时观察末次洗涤上清液与标准红细胞是否发生凝集反应,标准红细胞不凝集,表明洗涤完全,血清中抗体没有残留,试验结果可靠。

【思考题】

1. 简述冷冻放散试验的实验原理及应用范围。

2. 冷冻放散试验结果判断时,应当注意哪些要点?

(张循善)

实验五　乙醚放散试验

【实验原理】

乙醚是种挥发性极强的有机溶剂,与红细胞混合,可以破坏红细胞膜结构,导致红细胞破碎,促使与红细胞表面抗原结合的抗体脱落,应用标准谱细胞可以鉴定放散液中抗体的特异性。乙醚放散试验主要用于 Rh 血型系统的抗体鉴定。

【仪器、试剂与标本】

1. **仪器**　37℃水浴箱、离心机。

2. **试剂**　分析纯乙醚、标准谱细胞。

3. **标本**　被检压积红细胞。

【实验步骤】

1. 取 12mm×80mm 试管 1 支,加入洗涤 3 次的被检压积红细胞 1 体积、等量体积生理盐水以及 2 体积的乙醚,颠倒充分混匀 10min。

2. 将试管放置离心机内,以 2000×g 离心 5min。

3. 取出试管,试管内液体分 3 层,至上往下分别为乙醚层、红细胞基质层、放散液层。

4. 用吸管轻轻吸出深红色的放散液,加入已经标记好的试管内。观察放散液,如果放散液混浊,可重复离心 1 次。

5. 将试管放置 37℃水浴箱内,水浴 30min,尽量让乙醚挥发完全。

6. 使用间接抗人球蛋白技术(具体方法参见意外抗体的检测),鉴定抗体特异性。

【实验结果】

1. 根据与谱细胞反应格局确定抗体的特异性。

2. 如果与所有的谱细胞均发生凝集反应,表明抗体没有特异性,如果临床拟诊自身免疫性溶血性贫血,应当考虑为自身抗体,但有些患者自身抗体也具有 Rh 血型系统抗体的特异性。

【方法评价与注意事项】

1. 乙醚放散试验主要应用于 Rh 系统抗体的鉴定,也可以应用于自身免疫性溶血性贫血患者的抗体检查。

2. 由于乙醚是易燃危险化学试剂,目前乙醚放散试验有被用其他放散技术取代的趋势。

【思考题】

简述乙醚放散试验的特点。

(张循善)

笔记

第五节　新生儿溶血病检测

实验一　抗体效价测定

（一）IgM 抗 A（B）效价测定

【实验原理】

将被检血清用生理盐水作倍量稀释后，加入适量的 A 或 B 红细胞，离心后观察红细胞凝集强度。以血清中 IgM 抗体稀释后仍然能够与 A 或 B 红细胞出现肉眼可见凝集（1＋）的最高稀释倍数的倒数来表示抗体的效价。

【仪器、试剂与标本】

1. 仪器　10mm×60mm 试管、移液器、台式离心机。

2. 试剂　生理盐水、2％ A 型和 B 型试剂红细胞。

3. 标本　受检者血清。

【实验步骤】

1. 取 10 支试管，每管加入生理盐水 100μl，第 1 管中加入 100μl 被检者血清，混匀后吸取 100μl 稀释血清加入第 2 管，以此类推，至第 10 管，最后 100μl 移至另 1 试管备用。1～10 管的稀释度分别为 1∶1、1∶2、1∶4、1∶8、1∶16、1∶32、1∶64、1∶128、1∶256、1∶512。

2. 每管分别加入 2％～5％ A 型或 B 型试剂红细胞 50μl，混匀。

3. 以 1000×g 离心 15s，肉眼观察各管红细胞凝集强度。

【实验结果】

以红细胞出现 1＋凝集强度的血清稀释倍数的倒数为该被检血清抗 A 或抗 B 效价。

【方法评价与注意事项】

1. 由于本试验使用盐水介质，一般只能检测出 IgM 型血型抗体（完全抗体），可以用于其他血型系统 IgM 型血型抗体的效价测定。如果增加抗人球蛋白技术也可以用于检测 IgG 型除 ABO 血型系统外其他血型系统血型抗体效价。

2. 本试验使用的是倍量稀释检测血清凝集红细胞强度的方法，属于半定量分析。

3. 血清稀释过程需要仔细混匀，加样要准确，使用移液器加样可以减少试验误差。

【思考题】

1. 何谓倍量稀释？

2. 如何使用抗人球蛋白技术检测 IgG 型血型抗体效价？

（二）IgG 抗 A（B）效价测定

【实验原理】

人类血清中的抗 A（B）一般都是以 IgM 和 IgG 型抗体两种形式混合出现，由于只有 IgG 型抗 A（B）才可以通过胎盘，进入胎儿血液，导致与孕妇 ABO 血型不合的胎儿红细胞受到破坏，产生 ABO 血型不合新生儿溶血病。为了预测孕妇发生 ABO 血型不合新生儿溶血病的可能性和严重程度，需要测定孕妇 IgG 抗 A（B）效价。使用 2－巯基乙醇（2－Me）处理血清，可以使 IgM 型抗体分子裂解成 6～7S 亚单位，失去凝集含有相应抗原红细胞的能力，IgG 型抗体分子则不被 2－Me 灭活，仍然保持可以致敏含有相应抗原红细胞的能力。因此，通过使用 2－Me 灭活血清中 IgM 型抗 A（B）后，可以检测该血清中 IgG 型抗 A（B）效价。本试验以抗人球蛋白介质技术进行 IgG 抗体效价测定。

【仪器、试剂与标本】

1. 仪器　10mm×60mm试管、移液器、台式离心机、37℃水浴箱。

2. 试剂　pH 7.4 PBS、0.2mol/L 2-Me应用液（取2-Me 1.6ml，以pH 7.4 PBS稀释至100ml，按每安瓿1ml或2ml分装，冰箱保存备用）、抗人球蛋白试剂、5% A型和B型试剂红细胞。

3. 标本　受检者血清。

【实验步骤】

1. 取受检者血清0.4ml放置试管内，加入2-Me应用液0.4ml，混匀，将试管口密封，放置37℃水浴箱孵育2h。

2. 取试管20支，每排10支，排列2排。第1排每管分别加入pH 7.4 PBS 0.4ml。

3. 第1排第1管加入2-Me处理血清0.4ml，混匀，吸出0.6ml，移0.2ml至第2排第1管内，其余0.4ml移入第1排第2管内，混匀。以此类推，作倍量稀释至第10管，每管内留有1:2、1:4、1:8…1:1024不同稀释度的血清各0.2ml。

4. 第1排每管加入5% A型试剂红细胞0.2ml，第2排每管加入5% B型试剂红细胞0.2ml，放置37℃水浴箱孵育1h。

5. 取出试管观察结果，观察有无凝集。如果前几管内出现红细胞凝集，是由于高效价IgG抗A（B）所引起，称之为"盐水效价"。

6. 分别取出其余未见红细胞凝集的试管，使用pH 7.4 PBS洗涤红细胞4次，最后留取压积红细胞。

7. 每管分别加入pH 7.4 PBS 2滴，混匀。

8. 每管各取1滴，分别移至另一排试管内，各加入抗人球蛋白试剂1滴，混匀。

9. 以1000×g离心15s，取出试管后轻轻摇动，肉眼观察结果。

【实验结果】

红细胞凝集的最高稀释度的倒数为IgG抗A或抗B效价。

【方法评价与注意事项】

1. 本试验使用的是倍量稀释检测血清凝集红细胞强度的方法，属于半定量分析。

2. 二硫苏糖醇（DTT）也可以用于灭活IgM型抗体，以检测IgG抗A（B）效价。优点是无恶臭味，反应时间短；缺点是对强抗体灭活效果较差，一般临床使用较少。

3. 血清稀释过程需要仔细混匀，加样要准确，使用移液器加样可以减少试验误差。

4. 2-Me应用液每次开启后要一次用完，没有用完的最好废弃，以免影响试验结果。

【思考题】

1. 为了检测血清中IgG型红细胞抗体，如何排除IgM抗体的干扰？

2. 哪些因素可能影响IgG抗A（B）效价测定试验结果的准确性？如何消除？

（张循善）

实验二　ABO血型不合新生儿溶血病检测

【实验原理】

孕妇和胎儿ABO血型不合，母体产生针对胎儿体内红细胞的抗A或者抗B，其中IgG型抗体可以通过胎盘进入胎儿体内，结合在胎儿红细胞表面，导致红细胞寿命明显缩短。一旦红细胞破坏速度大于红细胞生成速度，胎儿以及出生后的新生儿就会贫血，引起一系列临床异常。应用直接抗人球蛋白试验可以检测新生儿红细胞表面是否存在IgG型抗体致敏；应用间接抗人球蛋白试验可以检测新生儿血清中是否存在游离 IgG 抗 A（B）抗体；应用新生儿红细胞抗体释放试验可以检测新生儿红细胞致敏的 IgG 型抗体是否具有抗 A 或者是抗 B 特异性，为诊断 ABO 血型不合新生儿溶血病提供实验室依据。

【仪器、试剂与标本】

1. 仪器　10mm×60mm 试管、滴管、移液器、台式离心机、37℃水浴箱、56℃水浴箱、显微镜等。

2. 试剂　多特异性抗人球蛋白试剂，2%～5% A、B、O 型试剂红细胞，2%～5% A、B、O 型酶处理试剂红细胞，生理盐水、IgG 抗 D 血清等。

3. 标本

（1）待检标本　取新生儿抗凝血（最好采用 EDTA 抗凝）和不抗凝血各 3～5ml，分别离心分离出血浆和压积红细胞，血清和红细胞凝块。压积红细胞中加入生理盐水 5～6ml，混匀，以 1000×g 离心 1min，取出试管，弃去上清液，如此反复洗涤红细胞 4 次。第 4 次洗涤后尽量去除上清液，取试管中压积红细胞 2 滴，用生理盐水配置成 5% 红细胞悬液，与剩余压积红细胞和血清分别备用。

（2）阳性对照　IgG 抗 D 致敏的 5% RhD 阳性 O 型试剂红细胞悬液。

（3）阴性对照　5% RhD 阳性 O 型试剂红细胞悬液。

（一）新生儿红细胞直接抗人球蛋白试验

【实验步骤】

1. 取试管 4 支，分别标注试验管、盐水对照管、阳性对照管、阴性对照管。

2. 试验管、盐水对照管各加 1 滴待检 2%～5% 红细胞悬液，阳性对照管和阴性对照管分别加入 IgG 抗 D 致敏的 2%～5% RhD 阳性 O 型试剂红细胞悬液和 2%～5% RhD 阳性 O 型试剂红细胞悬液各 1 滴。

3. 盐水对照管加入生理盐水 2 滴，其他 3 管每支试管分别加入多特异性抗人球蛋白试剂 2 滴，分别混匀，1000×g 离心 15s。

4. 分别取出试管，轻轻转动，先用肉眼观察结果，然后将红细胞悬液倾倒在玻片表面，显微镜下观察结果。

【实验结果】

肉眼观察阳性对照出现红细胞凝集，阴性和盐水对照红细胞不凝集表明本次试验结果可靠。试验管中肉眼观察有红细胞凝集现象或显微镜下可见 3 个以上红细胞凝集且均匀分布于游离红细胞中为直接抗人球蛋白试验阳性。

（二）新生儿血清中游离抗体检测

【实验步骤】

1. 取 3 支试管，分别标注 Ac 管、Bc 管和 Oc 管。每支试管各加入新生儿血清 2 滴。

2. 按标注各试管分别加入 5% A、B、O 型试剂红细胞各 1 滴，混匀，置于 37℃水浴箱孵育 1h 后，肉眼观察各管是否出现红细胞凝集，如果某管出现红细胞凝集，说明该管有相应盐水抗体，不必继续下面步骤。

3. 各管中分别加入生理盐水 5～6ml，混匀，以 1000×g 离心 1min，取出试管，弃去上清液，如此反复洗涤红细胞 4 次。各管中分别加入多特异性抗人球蛋白试剂 2 滴，混匀，1000×g 离心 15s，肉眼观察结果。

【实验结果】

新生儿血清中游离抗体检测结果判定见表 1-10。

27

表1-10　新生儿血清中游离抗体抗人球蛋白法检测结果判定

Ac	Bc	Oc	临床意义
+	-	-	检出游离的 IgG 抗 A
-	+	-	检出游离的 IgG 抗 B
+	+	-	检出游离的 IgG 抗 A、IgG 抗 B 或 IgG 抗 A, B
+/-	+/-	+	检出游离的 IgG 以外抗体
-	-	-	未检出游离的 IgG 抗体

注：+/-表示凝集或不凝集。

（三）新生儿红细胞抗体释放试验

【实验步骤】

1. 取试管 1 支，加入洗涤后备用新生儿压积红细胞 1~2ml，再加入等量生理盐水，混匀。

2. 将试管放置 56℃水浴箱内，轻轻振摇 10min。取出试管放置于装有 56℃温水的离心套管内，立即以 1300×g 离心 1min。

3. 吸取上层含有血红蛋白的上清液即为放散液。

4. 取试管 3 支，分别标注 Ac 管、Bc 管、Oc 管，各管均分加入放散液。

5. 按标注各管加入相应的 2%~5%A、B、O 酶处理试剂红细胞 1 滴，混匀，放置 37℃水浴箱内孵育 1h。

6. 取出试管，每支试管分别加入生理盐水各洗涤 4 次，最后一次洗涤后尽量弃去生理盐水，各管分别加入多特异性抗人球蛋白试剂 2 滴，以 1000×g 离心 15s，肉眼观察结果。

【实验结果】

新生儿红细胞抗体释放试验结果判定见表 1-11。

表1-11　新生儿红细胞抗体释放试验结果判定

酶处理 Ac	酶处理 Bc	酶处理 Oc	临床意义
+	-	-	释放出 IgG 抗 A
-	+	-	释放出 IgG 抗 B
+	+	-	释放出 IgG 抗 A、IgG 抗 B 或 IgG 抗 A, B
+/-	+/-	+	释放出 IgG 以外抗体
-	-	-	未释放出 IgG 抗体

注：+/-表示凝集或不凝集。

通过新生儿红细胞直接抗人球蛋白试验、游离抗体检测和红细胞热释放试验结合临床其他试验以及症状和体征综合评定 ABO 血型不合新生儿溶血病，血清学结果判定见表 1-12。

表1-12　ABO 血型不合新生儿溶血病血清学检查判定表

直接抗人球蛋白试验	游离抗体检测	抗体释放试验	临床意义
-	-	-	不能证实为血型不合新生儿溶血病
+	-	-	可疑为新生儿溶血病
-	-	+	证实为 ABO 血型不合新生儿溶血病
+	-	+	证实为 ABO 血型不合新生儿溶血病
+	+	-	证实为 ABO 血型不合新生儿溶血病
-	+	-	证实为 ABO 血型不合新生儿溶血病
+	+	+	证实为 ABO 血型不合新生儿溶血病

【方法评价与注意事项】

1. 临床疑似 ABO 血型不合新生儿溶血病时，一般需要进行三项试验（直抗、游离抗体检测和红细胞抗体释放试验）并结合其他临床资料综合分析，最终做出 ABO 血型不合新生儿溶血病的诊断。"三项试验"中最具有诊断意义的是新生儿红细胞释放出针对患儿红细胞抗原的抗 A（B）。

2. "三项试验"最好使用新生儿自身血液标本或脐带血标本，产妇的血液标本临床意义有限，不能替代。

3. 直接抗人球蛋白试验必须建立阳性和阴性对照，对照是试验结果是否可靠的重要依据。如果出现阳性对照红细胞不凝集，必须检查试验所有环节，重新进行试验。

4. 新生儿血清中游离抗体检测时，出现阴性结果，最好在试验管中加入 IgG 抗 D 致敏的 5% RhD 阳性 O 型试剂红细胞悬液 1 滴，重新离心。肉眼观察结果，出现红细胞凝集现象（混合外观），阴性结果可靠。

5. 进行"三项试验"前，应当首先进行新生儿 ABO 血型鉴定，如果新生儿是 O 型，可以明确否定诊断 ABO 血型不合新生儿溶血病。可以继续进行"三项试验"，但主要目的是检测是否存在其他血型系统的血型不合新生儿溶血病。

6. 新生儿红细胞抗体释放试验最好选择热放散试验，由于抗 A（B）抗体是冷抗体，对热放散试验敏感且方法简单、可靠。检测抗体最好使用经酶处理的红细胞，可以提高抗体的检出能力。

7. 洗涤红细胞时，应当充分洗涤，尽量去除血浆成分。每次加入生理盐水洗涤红细胞时，应当充分混匀红细胞，尤其需要完全悬浮管底的红细胞，离心后应当尽量去除试管内生理盐水，特别是最后一次洗涤，可以用干净吸水纸尽量吸去剩余生理盐水。

8. 试验过程需要 37℃孵育时，应当严格控制孵育时间，孵育时间至少需要 1h，如果孵育时间过短，导致红细胞表面致敏的抗体量过少，可能出现假阴性结果。

9. 离心后观察试验结果时，应严格按照要求控制离心时间和离心力，否则可能影响试验结果，出现假阴性或假阳性现象。

【思考题】

1. ABO 血型不合新生儿溶血病患儿血清中游离抗体特异性如何判定？

2. 通过"三项试验"如何判定 ABO 血型不合新生儿溶血病？

（张循善）

实验三　Rh 血型不合新生儿溶血病检测

【实验原理】

孕妇和胎儿 Rh 血型不合，母体产生针对胎儿体内红细胞抗原的 IgG 型抗体，可以通过胎盘进入胎儿体内，结合在胎儿红细胞表面，导致破坏。一旦红细胞破坏速度大于红细胞生成速度，胎儿以及出生后的新生儿就会贫血，引起一系列临床异常。应用直接抗人球蛋白试验可以检测新生儿红细胞表面是否有 IgG 型抗体致敏；应用间接抗人球蛋白试验可以检测新生儿血清中是否存在游离 IgG 型抗 Rh 抗原抗体；应用新生儿红细胞抗体释放试验可以检测新生儿红细胞致敏的 IgG 型抗体是否具有针对 Rh 某种抗原特异性，为诊断 Rh 血型不合新生儿溶血病提供实验室依据。

【仪器、试剂与标本】

1. 仪器　10mm×60mm 试管、滴管、移液器、台式离心机、37℃水浴箱、显微镜等。

2. 试剂 多特异性抗人球蛋白试剂、单特异性抗 IgG 抗人球蛋白试剂、单特异性抗 C3d 抗人球蛋白试剂、0.5% 菠萝蛋白酶或 1% 木瓜酶、谱细胞、5%（A、B）试剂红细胞、生理盐水、化学纯乙醚、0.2mol/L 2 - Me。

3. 标本

（1）待检标本 取新生儿抗凝血（最好采用 EDTA 抗凝）和不抗凝血各 3～5ml，分别离心分离出血浆和压积红细胞，血清和红细胞凝块。压积红细胞中加入生理盐水 5～6ml，混匀，以 1000×g 离心 1min，取出试管，弃去上清液，如此反复洗涤红细胞 4 次。第 4 次洗涤后尽量去除上清液，取试管中压积红细胞 2 滴，用生理盐水配置成 5% 红细胞悬液，与剩余压积红细胞和血清分别备用。

（2）阳性对照 IgG 抗 D 致敏的 2%～5% RhD 阳性 O 型试剂红细胞悬液。

（3）阴性对照 2%～5% RhD 阳性 O 型试剂红细胞悬液。

（一）新生儿红细胞直接抗人球蛋白试验

【实验步骤】

1. 取试管 4 支，分别标注试验管、盐水对照管、阳性对照管、阴性对照管。

2. 试验管、盐水对照管各加 1 滴待检 2%～5% 红细胞悬液，阳性对照管和阴性对照管分别加入 IgG 抗 D 致敏的 2%～5% RhD 阳性 O 型试剂红细胞悬液和 2%～5% RhD 阳性 O 型试剂红细胞悬液各 1 滴。

3. 盐水对照管加入生理盐水 2 滴，其他 3 管每支试管分别加入多特异性抗人球蛋白试剂 2 滴，分别混匀，1000×g 离心 15s。

4. 分别取出试管，轻轻转动，先用肉眼观察结果，然后将红细胞悬液倾倒在玻片表面，显微镜下观察结果。

【实验结果】

与 ABO 血型不合新生儿溶血病新生儿红细胞直接抗人球蛋白试验基本相同。但具有如下特点：如果出现直接抗人球蛋白试验阳性者多为红细胞凝集 1＋以上；直接抗人球蛋白试验阳性者需要使用单特异性抗 IgG 和单特异性抗 C3d 抗人球蛋白试剂进行红细胞表面免疫球蛋白分型，只有单特异性抗 IgG 抗人球蛋白试剂阳性者，表明红细胞表面存在致敏的 IgG 型抗体，才具有临床意义。

只有确认新生儿红细胞表面致敏的是 IgG 型抗体，才需要进行新生儿血清中游离抗体检测和新生儿红细胞抗体释放试验。

（二）新生儿血清中游离抗体检测

【实验步骤】

1. 取试管 24 支，按每排 12 支排列 2 排。每排试管按 1～12 分别标注。每排第 12 管为自身对照，第 1 排为酶法，第 2 排为盐水和抗人球蛋白法。

2. 各管分别加入新生儿血清 2 滴，1～11 管分别加入相应编号的谱细胞各 1 滴，第 12 管加入新生儿自身红细胞 1 滴，混匀。

3. 第 1 排试管分别加入酶溶液 2 滴，混匀。

4. 第 2 排试管放置 37℃ 水浴箱中孵育 1h。

5. 取出第 1 排试管，以 1000×g 离心 15s，肉眼观察结果（即为酶法）。

6. 取出第 2 排试管，以 1000×g 离心 15s，肉眼观察结果（即为盐水法）；然后各管分别使用生理盐水洗涤红细胞 4 次，最后一次洗涤后尽量弃去生理盐水，每管分别加入多特异性抗人球蛋白试剂 2 滴，以 1000×g 离心 15s，肉眼观察结果（即为抗人球蛋白法）。

【实验结果】

1. 如果出现红细胞凝集，表明新生儿血清中存在相应抗体。

2. 根据谱细胞反应格局，分析判断新生儿血清中抗体的特异性。

3. 如果使用新生儿母亲的血清替代新生儿血清进行抗体检测，需要根据血清中抗体在不同介质中的反应确定是 IgG 型或 IgM 型抗体。如果在盐水介质中发生红细胞凝集，可以判定为 IgM 型抗体；如果在酶或抗人球蛋白介质中发生红细胞凝集，盐水介质不凝集，可以判定为 IgG 型抗体。

（三）新生儿红细胞抗体释放试验

【实验步骤】

1. 取洗涤后新生儿压积红细胞 1～2ml 加入试管内，加入等量生理盐水和 2 倍体积的乙醚，试管封口，颠倒充分混匀 10min。

2. 待红细胞完全破坏后，打开封口。

3. 将试管放置离心机内，以 2000×g 离心 5min，取出试管，试管内液体分 3 层，至上往下分别为乙醚层、红细胞基质层、放散液层。

4. 用吸管轻轻吸出深红色的放散液，加入已经标记好的试管内。观察放散液，如果放散液混浊，可重复离心 1 次；将试管放置 37℃ 水浴箱内，孵育 30min，尽量让乙醚挥发完全。

5. 取 12 支试管，按 1～12 分别标注，第 12 管为自身对照。每支试管分别加入放散液 2 滴，1～11 管内分别加入相应的谱细胞各 1 滴，第 12 支试管内加入自身红细胞 1 滴，混匀。

6. 将试管放置 37℃ 水浴箱中孵育 1h。

7. 取出所有试管，然后分别使用生理盐水洗涤红细胞 4 次，最后一次洗涤后尽量弃去生理盐水，每管分别加入多特异性抗人球蛋白试剂 2 滴，以 1000×g 离心 15s，肉眼观察结果。

【实验结果】

1. 如果放散液与谱细胞发生凝集，表明新生儿红细胞表面存在相应抗体；

2. 根据谱细胞反应格局，分析判断新生儿红细胞致敏的抗体特异性。

【方法评价与注意事项】

1. 临床疑似 Rh 血型不合新生儿溶血病时，一般需要进行三项试验（直抗、游离抗体检测和红细胞抗体释放试验）并结合其他临床资料综合分析，最终做出 Rh 血型不合新生儿溶血病的诊断。最具有诊断意义的是新生儿红细胞释放出针对患儿红细胞 Rh 某种抗原的抗体以及新生儿血清中（或产妇血清中）存在相应的抗体。

2. 直接抗人球蛋白试验和红细胞抗体释放试验最好使用新生儿自身血液标本或脐带血标本。由于新生儿的抗体来自母体，母亲血清中的抗体效价一般高于新生儿，血清标本易于得到，因此，Rh 血型不合新生儿溶血病游离抗体检测一般可以使用母亲血标本替代新生儿标本。

3. 直接抗人球蛋白试验必须建立阳性和阴性对照，对照是试验结果是否可靠的重要依据。如果出现阳性对照红细胞不凝集，必须检查试验所有环节，重新进行试验。

4. 新生儿血清中游离抗体检测时，出现阴性结果，最好在试验管中加入 IgG 抗 D 致敏的 5% RhD 阳性 O 型试剂红细胞悬液 1 滴，重新离心。肉眼观察结果，出现红细胞凝集现象（混合外观），阴性结果可靠。

5. 进行"三项试验"前，应当首先进行新生儿 RhD 抗原鉴定，如果新生儿是 RhD 抗原阴性，可以明确否定诊断 RhD 血型不合新生儿溶血病。可以继续进行"三项试验"，但主要目的是检测是否存在针对 Rh 其他抗原和其他血型系统抗原的抗体，确定是否存在其他血型抗原不合新生儿溶血病。

6. 新生儿红细胞抗体释放试验最好选择乙醚放散试验，有利于检测出 Rh 血型或其他血型不合新生儿溶血病（温抗体型）。检测抗体最好使用酶法和抗人球蛋白法，可以提高抗体的检出能力，避免特殊抗体的漏检。

7. 各试验过程中洗涤红细胞、红细胞致敏（37℃孵育）和离心需要注意事项同实验二ABO血型不合新生儿溶血病检测。

8. 鉴定新生儿Rh血型过程中，新生儿红细胞表面Rh抗原有时可能完全被母体来源的Rh抗体结合，出现红细胞已经没有足够的Rh抗原位点与定型试剂结合，出现"遮蔽现象"，此时出现直接抗人球蛋白试验强阳性，需要进行新生儿红细胞释放试验后再定型。

9. 当出现母婴ABO血型与Rh血型均不合时，注意排除合并ABO血型不合新生儿溶血病的存在。

10. 进行血清游离抗体测定时，一般情况下，可先加3组谱细胞进行检测，如有问题，再采用11组谱细胞进行检测。即可减少操作，又可减少成本。

【思考题】

1. 进行Rh血型不合新生儿溶血病患儿血清中游离抗体检测时，应当注意哪些事项？

2. 如何判定Rh血型不合新生儿溶血病是否合并ABO血型不合新生儿溶血病？

（张循善）

第二章 人类白细胞抗原检测

人类白细胞抗原（human leucocyte antigen，HLA）涉及一系列复杂的基因及其编码的蛋白。HLA-Ⅰ类抗原是由 *HLA-A*、*HLA-B*、*HLA-C* 基因编码的抗原组成，HLA-Ⅱ类抗原是由 *HLA-DP*、*HLA-DQ*、*HLA-DR* 基因编码的抗原组成。HLA-Ⅲ类抗原包括补体 C4、C2、B 因子、TNF-α、TNF-β、HSP-70 等。

HLA 检测技术可分为血清学分型、细胞学分型和基因分型三种。目前 HLA 分型技术已经从传统的血清学分型发展到基因分型，从检测细胞 HLA 抗原的特异性提高到分析 HLA 基因本身的多态性。HLA 检测技术已广泛地应用于器官和造血干细胞移植供受者组织相容性配型、血小板输注前的配型、疾病相关实验性诊断、亲子鉴定和法医鉴定等。

实验一 HLA 血清学分型方法（微量淋巴细胞毒试验）

【实验原理】

血清学分型方法可应用补体依赖的微量淋巴细胞毒试验进行检测。即用一系列已知抗 HLA 抗原的标准分型血清检测未知淋巴细胞的 HLA 抗原型别。本法能分型的抗原包括 HLA-A、HLA-B、HLA-C、HLA-DR 和 HLA-DQ。下面以 HLA-B27 抗原检测为例介绍 HLA 血清学分型方法。

待检淋巴细胞膜表面若具有特异 HLA-B27 抗原，可与 HLA-B27 特异性抗体结合形成抗原抗体复合物，在补体介导下发生细胞毒反应而被杀伤。加入适当的染料（如伊红）后，被杀伤的淋巴细胞膜通透性增加，染料进入细胞内，细胞着色；若淋巴细胞不带有 HLA-B27 抗原，抗原抗体未结合，则细胞膜完整，染料不能使细胞着色。在倒置显微镜下估计着色细胞的百分比来判断抗原、抗体反应的强度。

【仪器、试剂与标本】

1. 仪器 试管、滴管、试管架、标记笔、水平离心机、微量移液器、倒置相差显微镜等。

2. 试剂 pH 7.2 磷酸盐缓冲液（PBS）、淋巴细胞分离液（比重为 1.076±0.001）、RPMI-1640 组织培养液、HLA-B27（B13，B5）抗体血清反应板、兔补体、5% 伊红溶液、10% 甲醛溶液。对照血清（阳性对照：马抗人淋巴细胞血清；阴性对照：不含 HLA 抗体的灭活 AB 型人血清）。

3. 标本 肝素抗凝全血 3ml。

【实验步骤】

1. 抽取肝素抗凝全血 3ml。

2. 混合淋巴细胞的分离（密度梯度离心法）

（1）平衡试剂：淋巴细胞分离液等试剂使用前需平衡至室温。

（2）稀释血样：肝素抗凝全血与等量 PBS 缓冲液混合。

（3）上样离心：将上述稀释血液，沿管壁缓缓加在淋巴细胞分离液上层（稀释血与分离液之比为 2:1），用水平离心机 1000×g，离心 20min。

（4）分离白膜层：离心后，绝大多数淋巴细胞悬浮于血浆与分离液的界面层，呈白膜状。用毛细管轻轻插入白膜层，沿试管壁吸取整个白膜层细胞，转移至另一干净试管中。

（5）洗涤淋巴细胞：加入 5 ml PBS 液混匀，1000×g 离心 10~15min，弃上清，重复洗涤细胞 3 次。

（6）调整细胞浓度：用 1640 培养液重悬压积淋巴细胞，调整细胞浓度至（2~4）×10^6/ml，备用。

3. 微量淋巴细胞毒试验

（1）将待检淋巴细胞悬液 1μl 加入已包被抗 HLA-B27 抗体的血清反应板微孔中，室温（20℃~25℃）静置 30~40min。

（2）每孔中加入兔补体 5μl，室温（20℃~25℃）静置 60min。

（3）每孔中加入 5% 伊红 2μl，室温（20℃~25℃）染色 5min。

（4）每孔中加入 12% 甲醛溶液 8μl，以固定和终止染色反应。

（5）在倒置相差显微镜下读板，记录每孔中死细胞（着色细胞）数，并计算百分数。

【实验结果】

1. 判断标准

死细胞：体积稍大，着黑色，无折光性。

活细胞：大小正常，未着色，较透亮。

2. 结果判断 读板顺序从 1A→1F，然后 2F→2A，依次进行，直至 12A。在倒置相差显微镜下，分别计数被染色的细胞（死细胞）与未被染色细胞（活细胞），按照死细胞所占比例来判定每一孔的反应结果（见表 2-1）。根据试剂盒所提供的反应格局表判读 HLA 血清学分型结果。

表 2-1 微量淋巴细胞毒试验结果判读

分数	死细胞百分数（%）	结果
1	0~10	阴性
2	11~20	可疑阴性
4	21~50	弱阳性
6	51~80	阳性
8	81~100	强阳性

【方法评价与注意事项】

1. 血清学分型技术可以检测 HLA-I 类抗原，但此技术用于检测 HLA-II 类抗原难度较大，主要因为：

（1）HLA-II 类抗原在未激活的 T 细胞上不表达，需分离纯化 B 淋巴细胞。

（2）HLA-II 类抗原多态性由双等位基因构成，很难准确判定相应等位基因产物的抗原特异性。

2. HLA 标准分型抗血清试剂质量是试验的关键。

（1）HLA 抗血清应使用单克隆抗血清，避免交叉反应。

（2）抗体效价要适宜，倘若抗体效价较低则反应结果判断困难，易导致抗原指定错误；若抗体效价较高，易产生假阳性。

（3）抗血清种类应覆盖本民族、本地区 80% 以上的 HLA 抗原。

3. 分离出的淋巴细胞应具有较高的活性和纯度，淋巴细胞活性降低易导致假阳性。

（1）淋巴细胞的纯度应大于 90%。

（2）血小板可与淋巴细胞竞争性结合 HLA 抗体而导致假阴性结果，可用玻璃珠脱纤维抗凝。

（3）红细胞和粒细胞也会干扰试验结果，可用 8.3 g/L NH_4CL 破坏红细胞。

4. 试验应在 20℃ ~25℃ 的室温条件下进行，才能获得最佳的反应效果。

5. 补体来源一般采用多只健康家兔血清混合。由于兔补体（兔血清）中无天然细胞毒抗体，不会引起假阳性反应。

（1）兔补体一般小量分装，冷冻干燥后 –30℃ 保存 3 个月。

（2）每次应用后应将剩余部分丢弃，不能反复冻融应用。

6. 加入染料之后须加入甲醛，甲醛固定能使活细胞具有更大的折光性，易于与死细胞区别。

7. 每块反应板应设立阴性对照（阴性对照血清一般采有 AB 型男性、无受血史者血清）和阳性对照（阳性对照孔中加入抗人淋巴细胞球蛋白），在阴性对照结果为阴性、阳性对照结果为阳性反应时，判读结果才可靠。

8. HLA 血清学分型技术虽经典，但存在标本血淋巴细胞高活力和纯度难以保证，HLA 抗血清试剂存在交叉反应、弱反应及额外反应等众多因素，导致 HLA 血清学分型错误率较高，目前血清学方法已逐渐被基因分型技术所取代。

【思考题】

1. 为何微量淋巴细胞毒试验中兔补体每次使用后应将剩余部分丢弃，不能进行反复冻融应用？

2. 微量淋巴细胞毒试验的影响因素有哪些？

（张伶）

实验二　HLA 分子生物学分型方法（PCR – SSP 法）

【实验原理】

HLA 分子生物学分型方法可检测 HLA 基因的 DNA 序列和确定等位基因。PCR – 序列特异性引物（PCR – sequence specific primers，PCR – SSP）是目前 HLA 基因分型最常用的检测技术之一。该方法采用特异识别特定等位基因的引物，通过 PCR 扩增检测 HLA 基因序列的多态性。

通过分析 HLA 等位基因的碱基性质，设计出 3' 端第一个碱基分别与各等位基因的特异性碱基相匹配的一系列序列特异性引物，直接扩增出各种有序列差异的等位基因差异性片段。这种特异性的 PCR 扩增产物可通过琼脂糖凝胶电泳检测，PCR 扩增产物的有无是鉴定 HLA 特异性等位基因的基础。倘若相应 SSP 扩增产物出现，则表示基因组中存在与特异性引物（即 SSP）互补结合的 DNA 序列。下面以 PCR – SSP 检测 HLA – B27 为例介绍 HLA 分子生物学分型方法。

【仪器、试剂与标本】

1. 仪器　微量移液器、低温高速离心机、PCR 扩增仪、恒温水浴箱、电泳仪、电泳槽、紫外检测成像仪等。

2. 试剂　红细胞裂解液（RCLB）、白细胞裂解液（WCLB）、DSP 工作液、灭菌双蒸水、6mol/L NaCL、无水乙醇、70% 乙醇、10% SDS、PCR 引物、10×PCR Buffer 液、dNTP Mixture、Taq DNA 聚合酶、DNA marker、TBE 缓冲液、琼脂粉、溴化乙啶（EB）、6×上样缓冲液等。

3. 标本　EDTA – K_2 抗凝全血 2ml。

【实验步骤】

1. 抽取　EDTA – K_2 抗凝全血 2ml。

2. 制备 DNA　可应用任何一种 DNA 抽提技术从白细胞中分离 DNA，现以盐析法为例进行试验。

（1）在 Eppendorf 管中加入 EDTA – K₂抗凝全血 500μl。

（2）加入 RCLB900μl，颠倒混匀，9100×g 离心 2min。

（3）弃上清液后加入灭菌双蒸水 1ml，混匀后 9100×g 离心 2min。

（4）弃上清液后加入 WCLB 120μl，混匀后 9100×g 离心 2min。

（5）加入 DSP 工作液 400μl，56℃恒温箱中孵育 50min，直至完全裂解。

（6）冷却至室温（20℃~25℃）后，加入6mol/L NaCL 100μl剧烈振荡，彻底混匀后9100×g离心10min。

（7）上清液转至另一 Eppendorf 管，9100×g 离心 10min。注意：不要混入管底沉淀。

（8）上清液转至另一 Eppendorf 管。注意：不要混入管底沉淀。

（9）加入无水乙醇 1ml，上下轻轻颠倒，观察有无絮状物析出，若出现絮状物则为 DNA，9100×g 离心 2min。

（10）弃上清液，加入 70%乙醇 1ml，混匀后 10000×g 离心 2min。弃上清液，室温（20℃~25℃）干燥 10min。

（11）加入灭菌双蒸水 20μl 溶解，用光密度计或电泳检测 DNA 浓度和纯度（DNA 浓度一般应在 20~100ng/ml，DNA 浓度指标 OD260/OD280 应在 1.6~2.0 之间）。

3. PCR 扩增

（1）反应体系：在冰上配制 PCR 混合液，反应体系的组成见表 2–2，引物包括 HLA – B27 特异性引物和内参照人类生长激素（HGH）引物。配制混合液时先加灭菌双蒸水，再加其他溶液，最后加 Taq 酶。将上述反应板中的溶液彻底混匀后，用耐热封口纸封在试剂板上，压上热垫，在 PCR 扩增仪上进行扩增。

实际工作中 PCR 反应体系应根据试剂盒生产厂家提供的操作说明书进行。

表 2–2　PCR 混合液的反应体系组成

试剂	加入量
10×PCRBuffer 液	2.0μl
dNTP Mixture	2.0μl
上、下游引物混合物	2.0μl
Taq 酶（5U/μl）	0.1μl
标本 DNA（约50ng/μl）	1.0μl
灭菌双蒸水	补足至总体积20μl

（2）反应条件：PCR 反应条件包括预变性、变性、退火和延伸等多个扩增循环程序，见表 2–3。

实际工作中 PCR 反应条件应根据 PCR 扩增仪生产厂家提供的操作说明书进行。

表 2–3　PCR 反应条件

扩增程序	循环次数	温度	时间
1	1	96℃	2.5min
2	10	96℃	15s
		65℃	60s
3	22	95℃	15s
		62℃	50s
		72℃	30s
4	1	4℃	直到取出

4. 电泳

（1）用琼脂糖配成 2.0% 的溶液（100ml TBE 缓冲液 +2g 琼脂糖），混匀，在微波炉里加热至琼脂糖完全溶解，溶液至清澈透明。

（2）待冷却至 60℃ 时加溴化乙啶（EB）2μl，使其终浓度为 0.5μg/ml，趁热灌胶制板。

（3）待琼脂糖完全凝固后拔出梳子，向电泳槽内加入 0.5mol/L TBE 液至盖过凝胶板 2mm。

（4）将扩增产物 DNA 与 0.2 倍体积 6× 上样缓冲液混合，向琼脂糖胶孔内加样 10μl，另孔加入 DNA marker。在电泳仪上进行电泳，电压 150V（8~12 V/cm），20~25min，电泳完毕后将凝胶取出，在紫外成像仪下观察结果。

【实验结果】

在 marker 参照下，每条电泳道出现内参照带可认为扩增成功，在相应碱基对位置观察有无特异性条带出现。倘若出现特异性条带判读为阳性；倘若未出现特异性条带判断为阴性。

【方法评价与注意事项】

1. PCR – SSP 方法的优点是简单易行，分辨率可从低到高，成本低廉；缺点是不易自动化，不能检测新的等位基因。

2. 由于每一种 HLA 等位基因需一对特异性引物进行扩增。因此，倘若采用 PCR – SSP 方法对样本进行 HLA 分型时，则需要进行多个扩增，扩增的数目取决于检测 HLA 等位基因的数目。

3. 全血样本应采用 EDTA 抗凝剂抗凝。由于肝素可干扰 Taq 酶的聚合作用，故不能使用肝素抗凝的血样本。

4. PCR – SSP 方法的原理是基于引物序列与基因组（模板）DNA 的严格互补结合。因此，使用的 Taq 聚合酶应该无 3' – 5' 外切酶活性，否则外切酶的作用可能修正错配的引物 – 模板复合物，导致错配延伸，出现假阳性结果。

5. 由于 PCR 技术对污染的 DNA 较为敏感，因此，操作的全过程应严格遵守操作规程，最大限度地降低可能出现的 PCR 污染或杜绝污染的出现。

6. 凝胶电泳时使用的 DNA 染料 EB 是强诱变剂并有中等毒性，操作时应戴手套，并注意不要把 EB 洒到桌面和地面上。凡是玷污了 EB 的容器和物品都必须经过专门处理后才能清洗或丢弃。目前已研发无致癌作用的核酸染料，灵敏度与 EB 相当，将逐渐取代 EB 而得以广泛应用。

7. PCR 反应体系和反应条件根据提供试剂盒、PCR 扩增仪生产厂家提供的操作说明书进行。注意对同一厂家不同批号的试剂或同一批号不同时间分装的试剂，如基因引物、Taq 酶等，在应用前需用已知基因样品做预实验，以选择一个最佳的应用浓度范围。

8. 每次检测应设置阴性对照，以防止 DNA 污染出现假阳性；设置内参照带防止出现假阴性。

【思考题】

1. 应用分子生物学技术进行 HLA 基因分型检测时应注意哪些影响因素？

2. 常用的 HLA 分子生物学检测方法有哪些？

（张伶）

实验三　群体反应性抗体（PRA）检测

【实验原理】

群体反应性抗体（panel reactive antibody，PRA）是指器官移植受者体内存在的抗 HLA 抗体。也可因妊娠、反复输血等而产生，与移植物排斥反应及受者存活率密切相关。PRA 检测可反映移植受者体内各种抗 HLA 抗体的水平。

PRA 检测方法包括微量淋巴细胞毒试验（complement - dependentcrossmatch，CDC）、ELISA 和基于流式细胞技术（Flow - PRA）的三大类方法。下面以 ELISA 方法为例介绍 PRA 检测。

ELISA 方法采用酶联免疫吸附的原理，将 HLA - Ⅰ类、Ⅱ类单克隆抗体事先包被在酶联板上，并加入可溶性 HLA 抗原制成 ELISA 试剂板。当加入待检血清，倘若血清中存在 HLA - IgG 抗体时，就会发生抗原抗体特异性结合，再加入酶联抗人 IgG 抗体，发生酶显色反应，终止反应后，可在酶标仪下测定样本中 IgG 抗体的水平和特异性。

【仪器、试剂与标本】

1. 仪器 微量移液器、低温冰箱、恒温水浴箱、离心机、酶标仪、软件分析系统等。

2. 试剂 酶标板及配套试剂。对照血清、酶联抗人 IgG、洗板液和显色底物按照试剂说明书稀释配制备用。

3. 标本 EDTA - K 抗凝全血 2ml，制备待检血清。

【实验步骤】

1. 试剂准备

（1）应用去离子水 0.1ml 溶解对照血清至彻底溶解。

（2）每一板取 8μl 上述溶解的对照血清，用抗体稀释液按 1:10 的比例稀释。

（3）应用抗体稀释液按照 1:3 稀释每个待测血清。

（4）每一板取 10μl 酶联抗人 IgG，用抗体稀释液按 1:100 比例稀释。

（5）每一板取 5ml 洗板液，用蒸馏水按 1:10 比例稀释，至少洗涤 4 次。

（6）将所提供的底物 A 和 B 各取 500μl 混合。

2. 过程

（1）在包被已知 HLA 抗原的酶标板中分别加入 10μl 稀释的待测血清和阳性对照血清。

（2）加盖后室温（20℃~25℃）孵育 1h，然后用力甩干板中的液体，用洗板液洗板 3 次。

（3）每孔加入 10μl 稀释的酶联抗人 IgG 抗体，加盖后室温（20℃~25℃）孵育 40min。同上洗板 3 次。

（4）每孔加入 10μl 混合底物，37℃避光孵育 10min，最后每孔加入 5μl 终止液，1h 后用酶标仪在 630nm 波长下读板。

（5）用软件分析系统分析 PRA 阳性率和 HLA 阳性抗体的特异性。

【实验结果】

PRA ＜10%：未致敏；10% ＜ PRA ＜50%：轻度致敏；PRA ＞50%：高度致敏。

【方法评价与注意事项】

1. PRA 测定是筛选各种组织器官移植致敏受者和了解患者术后体内抗体水平简便易行的方法。

2. 与传统的血清学 CDC 方法比较，ELISA 方法具有测定结果客观、敏感度高、重复性好等优势，不需要活的淋巴细胞；直接检测出样本中 IgG 抗体、不受其他抗体的干扰和抗排斥治疗影响；容易判断抗体的特异性；试剂易贮藏、运输方便、可人工合成、成本低廉，特别适合于较大样本量的筛选。

3. 注意酶联板的正确洗涤，加洗板液时应小心，勿使洗涤液溢出而流入周围孔中造成交叉污染。洗板液加入孔后需保持 3min 再弃去，洗涤后尽量甩干孔内残液。

【思考题】

1. 群体反应性抗体检测的临床意义有哪些？

2. 各类群体反应性抗体检测方法的优缺点是什么？

（张伶）

第三章　血小板血型检测

实验一　血小板抗体检测（固相凝集法）

【实验原理】

U 型微孔板中包被鼠抗人血小板单克隆抗体，血小板悬液经离心洗涤后可在反应孔底部形成血小板单层。加入血清或血浆，在孔中经过孵育后，若该血清或血浆中含有血小板抗体，则该抗体与反应孔中的血小板单层结合，未结合的成分通过洗涤被去除。加入抗人 IgG 及人 IgG 致敏红细胞（指示红细胞），经离心后指示红细胞通过抗人 IgG 的桥连与血小板单层上的血小板抗体结合，因此阳性反应为指示红细胞平铺在反应孔底部表面。而阴性反应为指示红细胞在离心力的作用下聚集于反应孔底部中央。

【仪器、试剂和标本】

1. 仪器　96 孔 U 型微量板、标记笔、微量移液器与吸头、平板式离心机、37℃恒温水浴箱等。

2. 试剂　PH6.7 低离子溶液（LISS）、冻干型血小板抗体检测细胞、抗人 IgG、洗涤工作液、阳性对照与阴性对照质控品、指示红细胞。

3. 标本　EDTA 或枸橼酸钠抗凝全血 3ml。

【实验步骤】

1. 血小板抗体筛检

（1）制备血小板悬液

1）使用三人份等比例混合 O 型献血者采血血小板悬液用生理盐水进行 5~10 倍稀释后混合；或 O 型献血者采血当天 8h 内 EDTA 或枸橼酸钠抗凝全血经 200g 离心 10min，取上层 2/3 富血小板血浆混合。

3）血小板悬液的适宜浓度为（50~150）×10^9/L。

4）血小板悬液应贮于塑料容器中，20℃~25℃保存并在 8h 内进行检测。

（2）根据检测量取出反应板条，标记待检、阳性对照及阴性对照孔。未使用的板条应储存于自封袋中，加入干燥剂密封后，2℃~8℃储存。

（3）向反应孔中加入 1 滴（50μl）上述血小板悬液，轻摇反应板约 10s。

（4）应用平板离心机将反应板以 50g 离心 5min，使血小板固定在反应孔底部。

（5）倒出反应孔中的液体，并用滴管滴加洗涤工作液清洗 3 次，洗涤过程中轻摇微孔板，然后再轻轻甩掉洗涤液。最后 1 次洗涤后将反应板倒置于吸水纸上吸干残余液体。

（6）立即向每个反应孔中加入 2 滴（100μl）低离子强度溶液，并分别向相应孔中加入 1 滴（50μl）患者样本、阳性对照及阴性对照。低离子强度溶液将由紫色变为天蓝或青绿色；倘若仍为紫色则说明可能漏加样本。

（7）将反应孔用封口胶封好，轻摇混匀后置于湿盒中 37℃水浴孵育 30min。

（8）取出已孵育完毕的反应板，弃去封口胶。按步骤（5）洗涤反应板 5 次。

（9）立即加入 1 滴（50μl）抗人 IgG 及 1 滴（50μl）指示红细胞，轻轻振荡混匀；将反应板以 200g 离心 5min。

（10）将检测孔与对照孔的结果进行比较，判读并记录检测结果。

2. 血小板自身抗体检测

（1）制备患者血小板悬液

1）患者当天 8h 内 EDTA 或枸橼酸钠抗凝全血经 200g 离心 10min，取上层 2/3 富血小板血浆。

2）血小板悬液的适宜浓度为（50~150）×10^9/L。

3）倘若患者血小板计数较低，应将富血小板血浆 3000r/min 离心 10min，弃去上层部分血浆后用剩余血浆悬浮压积血小板至该浓度。

4）血小板悬液应贮于塑料容器中，20℃~25℃保存并在 8h 内进行检测。

（2）自身结合抗体检测

1）取出反应板条，标记患者和对照孔。未使用的板条应储存于自封袋中，加入干燥剂密封后，2℃~8℃储存。

2）患者孔中加入 1 滴（50μl）患者血小板悬液，对照孔中加入 1 滴（50μl）健康人血小板悬液，轻摇反应板约 10s。

3）用平板离心机将反应板以 50g 离心 5min，使血小板固定在反应孔底部。

4）倒出反应孔中的液体，并用滴管滴加工作洗涤液清洗 3 次，洗涤过程中轻摇微孔板，然后再轻轻甩掉洗涤液。最后 1 次洗涤后将反应板倒置于吸水纸上吸干残余液体。

5）立即加入 1 滴（50μl）抗人 IgG 及 1 滴（50μl）指示红细胞，轻轻振荡混匀；将反应板以 200g 离心 5min。

6）将检测孔与对照孔的结果进行比较，判读并记录检测结果。

（3）自身游离抗体检测

1）取出反应板条，标记患者、阳性对照及阴性对照孔，未使用的板条应储存于自封袋中，加入干燥剂密封后，2℃~8℃储存。

2）向所有孔中加入 1 滴（50μl）患者血小板悬液，轻摇反应板约 10s。

3）用平板离心机将反应板以 50g 离心 5min，使血小板固定在反应孔底部。

4）倒出反应孔中的液体，并用滴管滴加工作洗涤液清洗 3 次，洗涤过程中轻摇微孔板，然后再轻轻甩掉洗涤液。最后 1 次洗涤后将反应板倒置于吸水纸上吸干残余液体。

5）立即向每个反应孔中加入 2 滴（100μl）低离子强度溶液，并向患者孔中加入 1 滴（50μl）患者样本，对照孔中相应加入阳性对照及阴性对照。低离子强度溶液将由紫色变为天蓝或青绿色；倘若仍为紫色则说明可能漏加样本。

6）将反应孔用封口胶封好，轻摇混匀后置于湿盒中 37℃水浴孵育 30min。

7）取出已孵育完毕的反应板，弃去封口胶。按步骤 4）洗涤反应板 5 次。

8）立即加入 1 滴（50μl）抗人 IgG 及 1 滴（50μl）指示红细胞，轻轻振荡混匀；将反应板以 200g 离心 5min。

9）将检测孔与对照孔的结果进行比较，判读并记录检测结果。

【实验结果】

阳性结果：指示红细胞平铺在反应孔底部表面；若指示红细胞只结合到部分孔底，并且结合的区域比阴性对照大为弱阳性。表明患者血清或血浆中含有血小板抗体；或血小板交叉配型不合。

阴性结果：指示红细胞在反应孔底部中央形成红细胞聚集。表明患者血清或血浆中不含血小板抗体；或血小板交叉配型相合。结果判定图谱见表 3-1。

如果结果可疑，或阳性对照和/或阴性对照没有出现正确结果，则必须重新检测。

表3-1　血小板抗体检测及交叉配型反应格局

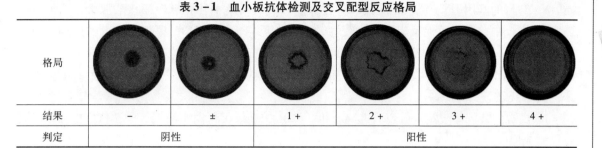

格局						
结果	−	±	1+	2+	3+	4+
判定	阴性		阳性			

【方法学评价与注意事项】

1. 本方法操作简便快速，1h内即可完成检测；结果可靠直观，且无须特殊仪器，适宜于大量样本检测，可为一般临床实验室和血库常规应用的试验技术，是目前使用最为广泛的方法。

2. 一般仅用于血小板抗体筛选或血小板配型，不用于血小板抗体特异性鉴定。不同厂家试剂盒操作程序存在差异，请严格遵守试剂盒使用说明书的要求进行操作。

3. 本试验操作中的离心参数（离心力和离心时间），包括PRP制备、血小板固相化、加入指示红细胞后的离心等步骤，均应参照试剂盒使用说明书、离心机使用说明书等要求进行优化后确定。

4. 由于使用完整血小板作为抗原进行检测也适合于血小板交叉配型，可避免血小板裂解引起抗原结构遭破坏所致的抗体漏检问题。

5. 由于结果判定容易受到试验人员主观因素影响，不易区分血小板抗体的特异性。

6. 微孔洗涤时，应使用移液器滴加洗涤液而不是冲射方式加入洗涤液，以避免破坏已结合的血小板层；吸水纸压干时不能用力拍板。

7. 血小板均匀悬浮、未发生聚集是试验成功的关键之一，陈旧或已发生聚集的血小板会影响检测结果，注意不能将血小板放置于4℃冰箱中储存。血小板悬液的浓度不适合会影响试验结果，应参照相应试剂盒要求配置合适浓度血小板悬浮液。

8. 指示红细胞保存不当，出现溶血或细菌污染会影响检测结果。

9. 孵育条件建议37℃水浴30min，也可采用37℃空气浴35~40min，但空气浴易产生静电，导致血小板发生聚集，从而引起假阳性反应。

10. 可能的假阳性原因分析：试验前试剂未置于室温中复温、标本污染、试剂污染、标本未正确离心、指示红细胞加入量过多、离心机参数设置不当等。可能的假阴性原因分析：试验前试剂未置于室温中复温、血清（血浆）样本加入量不足、LISS或指示红细胞加入量不足、微孔洗涤不当、标本储存不当、末次洗涤后洗涤液残留过多、洗板机设置不当、手工洗涤方式不当、使用已被中和的指示红细胞或试剂污染等。

（李志强）

实验二　HPA基因分型实验（PCR-SSP法）

【实验原理】

血小板特异性抗原（HPA）到目前为止已检出33个，除12个抗原被归入6个HPA对偶抗原系统HPA-1、HPA-2、HPA-3、HPA-4、HPA-5、HPA-15外，余21个抗原是仅通过同种抗体鉴定到相应的一种抗原，未发现其对偶抗原的HPA后标记为"w"（workshop）。

血小板特异性抗原鉴定主要采用聚合酶链反应-序列特异性引物方法（PCR-SSP）。它以待扩增的两条DNA链为模板，模拟体内DNA复制，在体外成百倍地扩增一段目的基因。把模板 DNA 与目的基因 DNA 片段相应的特异性寡核苷酸引物及 4 种脱氧核糖核酸混合，再加入耐热 DNA 聚合酶，发生酶促反应。通过变性、退火、延伸，按照 DNA 模板单链上的序列，以碱基互补原则合成一条新的 DNA 单链。如此往复 25～30 个循环。目的基因呈指数级增长，能够快速扩增具有序列差异的等位基因特异性片断，根据基因产物表达，判断血小板抗原特异性。

【仪器、试剂和标本】

1. 仪器 微量移液器、低温高速离心机、PCR 扩增仪、恒温水浴箱、电泳仪、电泳槽、紫外检测成像仪等。

2. 试剂 细胞裂解液、蛋白溶解液、70% 乙醇、异丙醇、PCR 引物、10 × PCR Buffer 液、dNTP Mixture、Taq DNA 聚合酶、DNA marker、TBE 缓冲液、琼脂粉、溴化乙啶（EB）等。

3. 标本 EDTA – K 抗凝全血 2ml。

【实验步骤】

1. 提取 DNA 取 500μl 全血，加入细胞裂解液处理 2 次，再加入蛋白溶解液 55℃ 处理 20min。用 500μl 异丙醇抽提沉淀，用 70% 酒精洗涤，干燥去除残留酒精，加入灭菌水 200μl，即为 DNA。

2. 合成引物 预先合成用于血小板特异性抗原测定的引物序列，其序列见文献报道。

3. 扩增 DNA 标本 2μl 与 dNTP、TaqDNA 聚合酶、合成引物及 PCR 缓冲液混合，用蒸馏水调节到 10μl。反应循环时间和温度如下：变性 94℃ 1min，退火 69℃ 1min，延伸 72℃ 1min，共 30 个循环。

4. 产物鉴定 PCR 产物在 2% 琼脂糖凝胶上电泳。100V 20min，凝胶放在紫外光下观察 DNA 条带，记录结果。

【实验结果】

电泳条带与标准品对比，判定血小板基因型。

【方法学评价与注意事项】

1. 本试验特异性强，敏感并简便快速。标本便于采集，用量少。

2. 由于敏感性过高容易导致交叉扩增，在实验室污染的情况下可能出现假阳性结果；而引物范围过窄或存在抑制剂等影响因素，也可能出现假阴性结果。需要设置严格对照以排除干扰。

3. 对同一厂家不同批号的试剂或同一批号不同时间分装的试剂，HPA 基因分型引物、Taq 酶等，在应用前均需用已知基因型样品做预试验，以选择最佳的应用浓度范围。

4. 血小板 HPA 分型操作的全过程应严格遵守防污染的规章制度。每次实验前，必须开紫外线消毒 1h，然后关闭紫外灯，抽气 30min；实验后，作常规工作区清洁，清理废弃物。打开紫外灯，消毒 1h。

5. 每份检测宜设立内参对照，以内对照条带来防止假阴性。

（李志强）

实验三　血小板相容性试验（微柱凝胶技术）

【实验原理】

向微柱凝胶中依次加入受检者血清、血小板、指示红细胞。指示红细胞上包被有动物抗人血小板抗体，该抗体 Fc 段结合在人的红细胞膜上，Fab 段与血小板抗原结合。如果被检血清中存在抗血小板抗体，那么该抗体 Fab 段亦与血小板抗原结合，其 Fc 段通过抗人球蛋白搭桥连接成网络状凝集复合物，即指示红细胞－血小板－抗血小板抗体－抗人球蛋白－抗血小板抗体－

笔记

血小板－指示红细胞免疫复合物。该复合物在一定离心力下，或位于凝胶上方，或位于凝胶柱中。如果被检血清无血小板抗体，则不能形成免疫复合物，指示红细胞通过离心沉于微柱凝胶底部。

【仪器、试剂和标本】

1. 仪器 标记笔、微量移液器与吸头、37℃微柱凝胶卡孵育箱、微柱凝胶卡离心机等。

2. 试剂 微柱凝胶血小板检测卡、指示红细胞、阴性对照血清等。

3. 标本 EDTA 或枸橼酸钠抗凝全血 5ml。

【实验步骤】

1. 取微柱凝胶血小板检测卡，做好标记。

2. 制备血小板悬液：手工制备富含血小板血浆可直接应用。机采血小板应用 0.05% ED-TANa$_2$－生理盐水稀释 5 倍后使用。

3. 向标记好的孔中依次加入被检血清（阴性对照孔加入阴性对照血清）、待输注血小板、指示红细胞各 50μl。

4. 放入 37℃孵育 15min。

5. 离心：900r/min 2min、1500r/min 3min，共离心 5min，观察结果。

【实验结果】

1. 阳性结果 红细胞凝块位于凝胶表面或其中。

2. 阴性结果 红细胞完全沉降于凝胶管底部。

【方法学评价与注意事项】

1. 判断结果时要参考阴性对照。阴性对照如出现少量拖尾现象，检测管与对照管反应一致则可判断为阴性。

2. 冻干指示红细胞现用现配，溶解后 1 个月内用完。液体指示红细胞直接使用即可。

3. 被检血标本血清、血浆均可。血清要血液完全凝固后提取。血浆要充分抗凝，防止纤维蛋白原干扰。

4. 该方法具有操作标准化、标本用量少、重复性好、敏感度相对较高、结果判读客观且可暂存、自动化程度高等优点。

5. 试验前应检查凝胶卡封口是否完整，凝胶卡液面是否干涸，凝胶中是否有气泡，倘若出现此类情况则不能使用，使用前须离心。

6. 离心后应立即判读结果，避免将微柱卡水平放置。

【思考题】

1. 应用固相凝集法检测血小板抗体的实验原理是什么？

2. 血小板特异性抗原（HPA）的 PCR－SSP 检测方法学有哪些特点？

（李志强）

第四章 血液成分的制备

实验一 悬浮红细胞的制备

【实验原理】

悬浮红细胞（suspended red blood cells，SRBC）是将采集到多联装有红细胞添加剂及抗凝剂的采血袋内的全血选择合适的重力条件（包括离心力、离心时间）在全封闭的条件下经离心，尽量分离移出血浆后，再向剩余的浓缩红细胞中加入添加剂制备而成的红细胞成分血。一般情况下常采用大容量低温离心机分离制备。

【仪器、试剂与标本】

1. 仪器 洁净低温操作台、大容量温控离心机、弹簧型血浆挤压器（分浆夹）、热合机、电子天平、塑料夹子、剪刀、标签。

2. 标本 新鲜采集的三联袋全血（容量为200ml或400ml），也可采用四联袋或更多联袋。

【实验步骤】

1. 取出低温保存的三联袋采集的全血（容量为200ml或400ml）装入离心杯套罐内（一般400ml全血时装1袋，200ml全血时可装2袋），用塑料水袋或其他方法夹持固定，使其在离心杯套罐中处于直立位置，并用天平配平。

2. 将平衡好的成对离心杯准确地挂在（4±2）℃预冷离心机转头两个对称的位置上，盖好离心机内外盖，以3400×g离心8～10min。

3. 轻取出离心后的血袋置于弹簧型血浆挤压器两夹板之间，掰开全血管路接口，用弹簧型血浆挤压器缓缓将血浆挤压进空的转移袋内；待血浆尽量完全转移后，用塑料夹夹闭装有血浆转移袋的导管口。这时全血分为血浆和浓缩红细胞。再将连接保养液管路的塑料卡口打开（或折断），把转移袋中的红细胞保养液加入母袋的浓缩红细胞内，轻柔振荡血袋使红细胞与保养液充分混匀制成悬浮红细胞，并同时排出空气。

4. 采用热合机切断的方法切断装有悬浮红细胞的母袋与装有血浆的二联子袋之间的导管。

5. 贴好血袋标签，核对献血者信息并登记入库。

【实验结果】

悬浮红细胞的制备应达到以下标准，见表4－1。

表4－1 悬浮红细胞质量标准

质量控制项目	要求
外观	肉眼观察应无色泽异常、溶血、凝块、气泡等情况；血袋完好，并保留注满全血经热合的导管至少35cm
容量	标示量（ml）±10％
血细胞比容	0.50～0.65
血红蛋白含量	来源于200ml全血：含量≥20g 来源于300ml全血：含量≥30g 来源于400ml全血：含量≥40g
储存期末溶血率	＜红细胞总量的0.8％
无菌试验	无细菌生长

【方法评价与注意事项】

1. 悬浮红细胞的制备方法包括手工法和单采机法。本实验的方法属于手工法制备，利用血液成分比重的不同经离心分离不同的血液成分。该方法操作简单，分离后一血多用，尤其适用于红细胞和血浆的制备。粒细胞、血小板一般采用成分单采技术进行采集，用血细胞分离机直接采集所需要的血液成分，单采法所获得的相应的血液成分含量高，临床应用疗效好，也可减少献血者的暴露，用血相对安全，可降低发生输血传染病的风险和 HLA 同种免疫反应概率。

2. 血液制备分离前需要提前启动洁净低温操作台和温控离心机预冷，使操作台面和离心机仓内温度达到需要的适合温度。

3. 离心前应平衡离心杯中的内容物，并对称放置。根据不同离心机型号来摸索出最佳离心力和时间来达到最佳效果。

4. 制备血液成分时尽可能控制白细胞（或者采用白细胞去除技术）和血浆的混入量，这将有利于降低输注后的同种异体免疫反应的发生率，减少输血相关传染病的传播机会。

【思考题】

在手工制备悬浮红细胞的过程中需要注意哪些细节？

（赵树铭）

实验二 洗涤红细胞的制备

【实验原理】

洗涤红细胞（washed red blood cells，WRBC）是采用物理方法在无菌条件下将保存期内的全血、浓缩红细胞、悬浮红细胞等血液制剂反复用生理盐水洗涤 3~6 次，去除大部分非红细胞成分，包括血浆蛋白、白细胞、血小板等，并将红细胞悬浮在生理盐水中所制备成的红细胞成分血。

【仪器、试剂与标本】

1. 仪器 大容量温控离心机、无菌接驳机、导管连接器、热合机、百级超净台、止血钳、电子天平、弹簧型血浆挤压器、无菌剪。

2. 试剂 生理盐水。

3. 标本 全血或悬浮红细胞（1U 或 2U）。

【实验步骤】

1. 在超净台上用导管连接器将红细胞与生理盐水袋连接（或采用无菌接驳机进行连线），将 200ml 生理盐水加入预洗涤的红细胞袋内轻柔振荡使其混匀，用热合机热合封闭。

2. 配平红细胞袋后放入（4±2）℃预冷离心机内，以 3400×g 离心 8~10min。

3. 将离心后的血袋在超净台上用导管连接器与空的转移袋连接，用弹簧型血浆挤压器将上清液及白膜层挤入转移袋，移去转移袋，用导管连接器连接生理盐水袋，再加入生理盐水混匀并热合封闭。

4. 重复第 1~3 步骤，反复洗涤红细胞 3 次，最后一次分出上清液与白膜层后，在洗涤红细胞制剂中加入红细胞量一半的生理盐水并摇匀，配制成 70% 比容的红细胞悬液，用热合机热合封闭。

5. 仔细检查有无渗漏，由操作者粘贴洗涤红细胞标签办理入库登记。

【实验结果】

洗涤红细胞应达到以下质量标准，见表 4-2。

表 4 - 2　洗涤红细胞质量标准

质量控制项目	要求
外观	肉眼观察应无色泽异常、溶血、凝块、气泡等情况；血袋完好，并保留注满洗涤红细胞或全血经热合的导管至少 20cm
容量	200ml 全血或悬浮红细胞制备的洗涤红细胞容量为：125ml ± 12.5ml 300ml 全血或悬浮红细胞制备的洗涤红细胞容量为：188ml ± 18.8ml 400ml 全血或悬浮红细胞制备的洗涤红细胞容量为：250ml ± 25ml
血红蛋白含量	来源于 200ml 全血：含量为 ≥18g 来源于 300ml 全血：含量为 ≥27g 来源于 400ml 全血：含量为 ≥36g
上清蛋白质含量	来源于 200ml 全血：含量为 <0.5g 来源于 300ml 全血：含量为 <0.75g 来源于 400ml 全血：含量为 <1.0g
溶血率	<红细胞总量的 0.8%
无菌试验	无细菌生长

【方法评价与注意事项】

1. 该法为手工洗涤红细胞方法，费时、费力，但比较经济。适合中小型单位开展。另外一种是全自动洗涤法，采用设备自动洗涤，洗涤效果优于手工法，具有防止细菌污染和洗涤时间短等优点，但价格较贵。

2. 用全血制备洗涤红细胞时，要先离心移出血浆并制备成悬浮红细胞。

3. 洗涤红细胞的制备需在百级无菌室内，百级超净台上进行。

4. 红细胞洗涤后，一般可去除 80% 以上的白细胞和 99% 以上的血浆，去除细胞碎屑、抗凝剂、游离血红蛋白、乳酸盐、钾、氨和微聚物等。

5. 洗涤红细胞制备过程中破坏了原血袋的密闭系统，有操作污染的可能，应放在 4℃ ± 2℃ 冰箱内保存，最好在 6h 内输用，保存时间不得超过 24h。

【思考题】

1. 洗涤红细胞制备过程中应遵从什么原则？

2. 制备好的洗涤红细胞能保存多长时间？

（赵树铭）

实验三　冰冻解冻去甘油红细胞的制备

【实验原理】

冰冻解冻去甘油红细胞（ frozen thawed deglycerolized red blood cells，FTDRBC）是采用物理方法在无菌条件下将保存期在 6d 内的全血或悬浮红细胞血液制剂中的红细胞分离出来，并加入红细胞低温保护剂甘油于低温（-65℃ 以下）冷冻保存，冰冻甘油化红细胞经过解冻去甘油后加入一定量的静脉注射用生理盐水或同时冻存的血浆所制成的红细胞成分血。在冷冻保存条件下，红细胞的代谢活动几乎停止而处于休眠状态，能够长期保存。但是冰冻甘油化红细胞中的甘油渗透压较高，进入体内可造成细胞溶血，因此红细胞复苏后，需要洗涤去甘油，此时细胞处于高渗状态，必须用梯度洗涤的方法去除甘油和游离血红蛋白。

【仪器、试剂与标本】

1. 仪器　恒温水浴箱、-80℃ 低温冰箱、大容量温控离心机、热合机、无菌接驳机、全自动细胞洗涤机、225 型加甘油耗材、235 型去甘油耗材、耐低温冰冻袋、弹簧型血浆挤压器、电子天平，振荡器、无菌剪。

2. 试剂　57.1%甘油溶液、9%和0.9%的氯化钠溶液、6%羟乙基淀粉氯化钠溶液。

3. 标本　采集2~6d内的全血或悬浮红细胞（1U或2U）。

【实验步骤】

1. 手工制备冰冻解冻去甘油红细胞

（1）浓缩红细胞的制备：将采集2~6d内的抗凝全血或悬浮红细胞（1U悬浮红细胞或全血200ml），经称重平衡用2560×g的离心力在温度为（4±2）℃的条件下，离心10min，尽量分离除去血浆、血小板、白细胞，剩余部分即为浓缩红细胞，容积约为90~120ml。

（2）甘油化：将浓缩红细胞转移至耐低温的冰冻袋中，依靠重力缓慢地加入57.1%甘油溶液160ml（400ml全血或2U悬浮红细胞用320ml），以先慢后快的方式在15~20min内加完（8~10ml/min），同时放在振荡器上不断轻柔振荡使其与红细胞混匀。室温静置30min，使得甘油充分进入细胞。经称重平衡后用2560×g的离心力在温度为（4±2）℃的条件下，离心10min，移除多余的甘油，并同时排出空气。

（3）冻存：将甘油化的红细胞平整装入纸盒内，置于-80℃深低温冰箱中，可以保存10年。

（4）解冻融化：从-80℃深低温冰箱中取出甘油化的红细胞，检查有无裂口，置室温放置到冰冻袋边缘软化，然后直接浸入37℃~42℃的恒温水浴箱中，不断轻柔振荡，在4~6min内完全融化。

（5）洗涤去甘油：第一次加入9%氯化钠溶液80ml（400ml全血或2U悬浮红细胞用160ml），边加边振荡，速度控制在60滴/min，平衡2~3min后再加入6%羟乙基淀粉氯化钠溶液100ml，速度控制在60滴/min，热合封闭后，经称重平衡用2000×g的离心力在温度为（4±2）℃的条件下，离心8min，去除上清液；第二次加入6%羟乙基淀粉氯化钠溶液100ml和0.9%氯化钠溶液200ml，离心去上清（同前）；第三次加入0.9%氯化钠400ml，离心去上清（同前）；如上清液颜色仍偏红，可按第三次重复洗涤至上清液清澈为止。

（6）复悬：将洗涤去甘油完毕的浓缩红细胞加入0.9%氯化钠溶液100ml，制备成冰冻解冻去甘油红细胞悬液。

（7）仔细检查有无渗漏，由操作者粘贴冰冻解冻去甘油红细胞标签办理入库登记。

2. 全自动细胞洗涤机制备冰冻解冻去甘油红细胞（以ACP215为例）

（1）将采集2~6d内的抗凝全血或悬浮红细胞制备成浓缩红细胞（方法同手工制备），用无菌接驳机将其与1000ml血袋无菌接合，然后将浓缩红细胞转移至1000ml血袋中。

（2）打开全自动细胞洗涤机（ACP215，美国），选择加甘油程序，将225型加甘油耗材按操作说明安装在ACP215上。用无菌接驳机将浓缩红细胞与225型加甘油耗材的管路无菌接合，并将其放置于ACP215附带的摇床上，打开无菌接合的管路。

（3）甘油化：穿刺57.1%甘油溶液160ml（400ml全血或2U悬浮红细胞用320ml），按机器提示开始加甘油步骤，ACP215自动开始加甘油边加边振荡。

（4）冻存：待甘油加完，拆除ACP215上225型加甘油耗材，排出血袋内的空气，将甘油化的红细胞血袋从225型耗材上热合后分离下来，室温静置30min，使得甘油充分进入细胞。将甘油化的红细胞平整地装入纸盒内，置于-80℃深低温冰箱内冰冻保存。

（5）解冻融化：同手工制备冰冻解冻去甘油红细胞第（4）步。

（6）洗涤去甘油：打开ACP215全自动细胞洗涤机，选择去甘油程序，将235型去甘油耗材按操作说明安装在ACP215上。用无菌接驳机将解冻红细胞与235型去甘油耗材的红色管路无菌接合，并将其放置于ACP215附带的摇床上，打开无菌接合的管路。蓝色管路穿刺9%氯化钠80ml（400全血或2U悬浮红细胞用160ml）、黄色管路穿刺6%羟乙基淀粉氯化钠溶液、橙色管路穿刺 MAP 红细胞保养液并夹闭，按机器提示开始去甘油步骤，自动开始去除甘油。

（7）重悬：待 9% 氯化钠溶液加完，静置 150s 后开始加入 6% 羟乙基淀粉氯化钠溶液进行稀释，ACP215 自动按固定程序进行操作，待提示羟乙基淀粉氯化钠溶液加完后，将黄色管路更换为 0.9% 氯化钠溶液，机器继续自动操作至洗涤完毕，打开橙色管路，ACP215 自动按程序设定加入 240ml 的 MAP 红细胞保养液，然后将制成的解冻去甘油红细胞打入 235 耗材的成品袋，并自动排出袋中的空气，结束程序。

【实验结果】

冰冻解冻去甘油红细胞应达到以下质量标准，见表 4-3。

表 4-3　冰冻解冻去甘油红细胞质量标准

质量控制项目	要求
外观	肉眼观察应无色泽异常、溶血、凝块、气泡等情况；血袋完好，并保留注满冰冻解冻去甘油红细胞经热合的导管至少 20cm
容量	来源于 200ml 全血：200 ± 20ml 来源于 300ml 全血：300 ± 30ml 来源于 400ml 全血：400 ± 40ml
血红蛋白含量	来源于 200ml 全血：含量为 ≥16g 来源于 300ml 全血：含量为 ≥24g 来源于 400ml 全血：含量为 ≥32g
游离血红蛋白含量	≤1g/L
白细胞残留量	来源于 200ml 全血：含量为 ≤2.0×10^7 个 来源于 300ml 全血：含量为 ≤3.0×10^7 个 来源于 400ml 全血：含量为 ≤4.0×10^7 个
甘油残留量	≤10g/L
无菌试验	无细菌生长

【方法评价与注意事项】

1. 冰冻解冻去甘油红细胞主要用于稀有血型及自体储血的保存。主要分为手工和全自动细胞洗涤机制备。手工法制备比较经济，但费时、费力，洗涤一袋红细胞大约在 2~3h，在反复洗涤过程中增加了血液污染的可能。全自动细胞洗涤机洗涤一袋红细胞大约在 40min 左右，大大缩短了洗涤时间，为抢救患者提供了宝贵时间。用全自动细胞洗涤机避免了血液的多次开放，减少血液污染机会。工作完全自动化，减少了人为误差的产生，从而保证了血液质量。缺点是，目前的程序没有记忆功能，一旦在运转过程中突然停电，或者不明原因机器发生故障等，要重新工作时，它不能接着上次停止的地方继续工作。因此，工作时应配备停电保等备用电源。

2. 手工制备冰冻解冻去甘油红细胞（必须在百级无菌室内或百级超净台上进行），红细胞分离、甘油化和洗涤过程均应在无菌条件下进行操作。

3. 甘油化时，先将甘油置于室温中，或加温到 30℃~32℃。添加甘油时务必仔细缓慢轻柔振荡充分混匀，并维持温度在 24℃ 以上静置，否则容易损伤红细胞。

4. 因制备过程中破坏了原血袋的密闭系统，有细菌污染的可能，因此解冻去甘油红细胞必须在 24h 内输注完。

【思考题】

冰冻解冻去甘油红细胞在制备过程中有哪些注意事项？

（赵树铭）

实验四 浓缩血小板的制备

【实验原理】

利用血液各成分的比重不同,将室温保存于多联袋内的全血,于采血后 24h 内在 20℃ ~ 24℃ 的全封闭条件下离心,使不同的血液成分分层,然后再依层次分离出血小板,制备得到浓缩血小板(concentrated platelets,CP)。有富血小板血浆(platelet - rich plasma,PRP)法和白膜法两种常用制备方法。也可采用专用的全自动成分分离机于全血采集后进行自动分离制备。

【仪器、试剂与标本】

1. 仪器 采血秤、大容量温控离心机、弹簧型血浆挤压器、电子天平、塑料夹子、热合机、血小板恒温振荡保存箱、标签。

2. 标本 采集于 6h 内室温保存的新鲜全血 400ml(四联和六联塑料血袋)。

【实验步骤】

1. PRP 法制备浓缩血小板(四联采血袋)

(1)将采集于 6h 内的 400ml 全血,置血小板恒温振荡保存箱振荡 30min,取出配平后置于(22 ± 2)℃ 预温离心机中,以 1110 × g 离心 10min,制备 PRP 血浆。

(2)把轻离心后的母袋置于弹簧型血浆挤压器内,将上层 PRP 血浆分入子袋 1 内,尽量少携带红细胞。将子袋 2 内的红细胞保存液加入母袋内使其与红细胞混匀,热合母袋的塑料导管,断离母袋。

(3)将装有 PRP 血浆的子袋 1 和子袋 2 放置在(22 ± 2)℃ 预温离心机中,以 3400 × g 离心 10min,使血小板沉淀于血袋的底部。将子袋 1 上层缺乏血小板血浆(platelet - poor plasma,PPP)分入子袋 2 中,留下 50 ~ 70ml 血浆于血小板中,即为浓缩血小板 2U。

2. 白膜法制备浓缩血小板(六联采血袋)

(1)将采集于 6h 内的 400ml 全血,置血小板恒温振荡保存箱振荡 30min,取出配平后置于(22 ± 2)℃ 预温离心机中,以 1875 × g 离心 15min。

(2)把离心后的母袋置于弹簧型血浆挤压器内,先将大部分上层血浆分入子袋 1 中并用塑料夹子夹好,然后将剩余 50ml 左右血浆放入子袋 2 中用塑料夹子夹好,再将白膜层(含有血小板和白细胞)分入子袋 3 中,利用子袋 2 中的剩余血浆一起放入子袋 3 中并把管路冲洗干净,热合子袋 2 连同子袋 3 上的导管。将子袋 4 中的红细胞保养液挤入到母袋内,使其与红细胞混匀。热合子袋 1 连同子袋 4 上的导管,经过第二次离心分得血浆。把母袋中的悬浮红细胞经过白细胞过滤到子袋 5 中制备成去白悬浮红细胞。

(3)将子袋 2、3 一起置血小板恒温振荡保存箱振荡保存过夜或振荡保存 2h 后取出轻离心,将子袋 2、3 一起离心。温度为 22℃,离心 277 × g,时间 6min。

(4)将子袋 3 上层的悬液分入到子袋 2 中即为浓缩血小板悬液 2U。

【实验结果】

浓缩血小板应达到以下质量标准,见表 4 - 4 及表 4 - 5。

表 4 - 4 浓缩血小板质量标准

质量控制项目	要求
外观	肉眼观察应呈黄色澄清液体,无色泽异常、蛋白析出、气泡及重度乳糜等情况;血袋完好,并保留注满血小板经热合的导管至少 15cm
容量	来源于 200ml 全血:容量为 25ml ~ 38ml 来源于 300ml 全血:容量为 38ml ~ 57ml 来源于 400ml 全血:容量为 50ml ~ 76ml
储存期末 pH	6.4 ~ 7.4

续表

质量控制项目	要求
血小板含量	来源于 200ml 全血：含量为 $\geq 2.0 \times 10^{10}$ 个 来源于 300ml 全血：含量为 $\geq 3.0 \times 10^{10}$ 个 来源于 400ml 全血：含量为 $\geq 4.0 \times 10^{10}$ 个
红细胞混入量	来源于 200ml 全血：混入量为 $\leq 1.0 \times 10^{9}$ 个 来源于 300ml 全血：混入量为 $\leq 1.5 \times 10^{9}$ 个 来源于 400ml 全血：混入量为 $\leq 2.0 \times 10^{9}$ 个
无菌试验	无细菌生长

表 4 - 5　混合浓缩血小板质量标准

质量控制项目	要求
外观	肉眼观察应呈黄色澄清液体，无色泽异常、蛋白析出、气泡及重度乳糜等情况；血袋完好，并保留注满血小板经热合的导管至少 15cm
容量	标示量（ml）±10%
储存期末 pH	6.4 ~ 7.4
血小板含量	$\geq 2.5 \times 10^{11}$ 个
红细胞混入量	$\leq 1.0 \times 10^{9}$ 个
无菌试验	无细菌生长

【方法评价与注意事项】

1. 制备浓缩血小板的全血、分离血小板的全过程以及保存均应在（22±2）℃中进行。

2. 采用手工法制备时动作一定要轻柔，避免离心分层效果受影响，从而造成血小板的回收不良。制备过程中要保持管路的干净，避免成品浓缩血小板袋内混入过多的红细胞。

3. 用 PRP 法时，由于第二次是重离心，制备的血小板易聚集成团，应先在 22℃ 环境下静置 1~2min，待其自然解聚后，轻轻摇动血袋混匀，再放入血小板恒温振荡保存箱内振荡保存。

4. 如果浓缩血小板制剂中混入过多的白细胞、红细胞，可使血小板保存期间 pH 下降，患者产生白细胞凝聚素或 HLA 抗体，影响血小板治疗效果，因此应当尽量避免过多的白细胞、红细胞混入，同时，可采用白细胞过滤器对浓缩血小板制剂进行过滤处理，以获得去白细胞的浓缩血小板制剂。

5. 一般情况下，手工法制备浓缩血小板可从全血中获得约 70% 以上的血小板，常规可保存 5d（保存时间视血小板袋的材质而定）。

6. 目前，市场上已有用于采集后全血的专用全自动成分分离机，也可以分离制备浓缩血小板等成分，操作简单，分离效果好。

7. 浓缩血小板在临床治疗中发挥着重要作用，虽然单采血小板临床使用较普遍，但由于无偿捐献单采血小板者不能满足临床需求，且耗材价格昂贵；手工浓缩血小板可补充，且是对宝贵血液资源的再利用。

8. 与机器单采血小板相比，手工分离血小板中含大量白细胞，需要汇集后经过白细胞过滤后输注。一个治疗剂量的血小板大约需要 4~6 人份（400ml 全血）的汇集少白细胞血小板，多人份的汇集血小板增加了献血者暴露。

9. 六联采血袋用白膜法制备浓缩血小板优于四联采血袋用于富血小板血浆法，包括血小板计数和红细胞的混入量等。

10. 大量临床应用表明，浓缩血小板具有与单采血小板一样的止凝血功能。

【思考题】

浓缩血小板的制备主要以哪两种方法为主？在制备过程中分别有什么区别？

（赵树铭）

实验五 单采血小板的制备

【实验原理】

采用血液单采机，在全封闭的条件下，根据血细胞比重，自动分离出全血中的血小板，并悬浮于一定量的血浆内，制成单采血小板。根据离心时分离血细胞工作方式的不同，血细胞分离机一般分为连续式（如 CS3000Plus）和间断式（如 MCS + 系列）两大类型。

【仪器、试剂与标本】

1. 仪器 血细胞分离机、机采一次性耗材、试管、一次性注射器、消毒用一次性棉签、弹力绷带。

2. 试剂 抗凝剂、生理盐水、消毒物品、10%葡萄糖酸钙及其他抢救药品。

【实验步骤】

1. 血细胞分离机单采血小板（以 CS3000Plus 为例）

（1）按说明要求开机，在手动模式下一次打开血浆泵、全血泵即离心机，将速度调到最大，预热 10min 后再依次关闭。打开主控开关，将"Prime"及"Run"键设于自动状态，选择相应单采血小板程序。

（2）安装一次性耗材、收集带、连接抗凝剂和生理盐水，旋紧主控开关。

（3）用生理盐水充填管路和初始化，检查设备预运转情况。

（4）设备准备就绪后，对穿刺部位进行皮肤常规消毒，行静脉穿刺，查看穿刺情况并固定好穿刺针。

（5）按要求操作设备进行单采，注意抗凝剂与全血的比例及血流速度，一般为 40 ~ 60ml/min，并 15min 观察一次抗凝剂计数。

（6）采集过程中注意观察献血者血压、脉搏、呼吸等生命体征，每 30min 测量一次，并做好记录。如出现口唇麻木、胸闷、恶心等症状，则减慢采集速度，给予 10%葡萄糖酸钙口服。严重者立即停止操作，回输体外血液给予药品抢救。

（7）全血处理量一般为 3 ~ 5L。处理量达到预定值或因献血者不能耐受而停止采集，回输体外血液后拨出穿刺针，用无菌纱布或棉球覆盖穿刺部位，胶布固定，压迫，并保持穿刺部位干燥、清洁 24h。

（8）卸下耗材及试剂，关闭设备，进行清洁后待用。

（9）将所得单采血小板静置 1 ~ 2h 后摇匀，血袋上粘贴标签，标明献血者编码、血型、采血日期、采血者，热合取样（留取 10cm 全血配血和耗材管内 10cm 的液体）。检测合格即得单采血小板。

2. 血细胞分离机单采血小板的制备（以 MCS + 系列为例）

（1）前四步准备工作同 CS3000Plus（1）~（4）一致。

（2）检查规程卡是否正确安装，伸展血浆秤臂，与上平面成 90°，按说明要求开机，启动系统自检。

（3）自检完毕，根据屏幕显示提示按"draw（采血）"键进入一次性耗材安装。安装完毕，连接抗凝剂和生理盐水，再按"draw（采血）"键启动泵管自动装入。

（4）按"Prime（预冲）"键用生理盐水充填管路和初始化，检查设备预运转情况。

（5）设备准备就绪后，对穿刺部位进行皮肤常规消毒，行静脉穿刺，查看穿刺情况并固定好穿刺针。

（6）按要求操作设备进行单采，注意抗凝剂与全血比例及血流速度，采集过程中注意事项同 CS3000Plus 单采血小板。

（7）全血处理一般为 4 ~ 6 次循环（每次从采血端循环出大约 400ml 全血）处理的循环次数达到预设定值或因献血者不能耐受而停止采集，回输体外血液后拨出穿刺针，用无菌纱布或棉球覆盖穿刺部位，胶布固定，压迫，并保持穿刺部位干燥、清洁 24h。

（8）以下步骤同 CS3000Plus（8）（9）一致。

【实验结果】

单采血小板应达到以下质量标准，见表 4 - 6。

表 4 - 6　单采血小板质量控制项目和要求

质量控制项目	要求
外观	肉眼观察应呈黄色澄清液体，无色泽异常、蛋白析出、气泡及重度乳糜等情况；血袋完好，并保留注满血小板经热合的导管至少 15cm
容量	储存期为 24h 的单采血小板容量：125ml ~ 200ml 储存期为 5d 的单采血小板容量：250ml ~ 300ml
储存期末 pH	6.4 ~ 7.4
血小板含量	≥2.5 × 10^{11}个/袋
白细胞残留量	≤5.0 × 10^{6}个/袋
红细胞混入量	≤8.0 × 10^{9}个/袋
无菌试验	无细菌生长

【方法评价与注意事项】

每份单采血小板含有的血小板数量至少在 2.5 × 10^{11} 以上，约相当于 10 单位手工分离浓缩血小板的总量。与浓缩血小板比较，单采血小板最大的优点是受血者只需要接受单个献血者的血小板即可达到治疗量，便于血小板配型，提高治疗效果，相对安全，可以降低发生 HLA 同种免疫反应和输血传染病的风险概率。

单采时应注意：

1. 献血者在采集血小板前一天应充足睡眠，不宜疲劳，禁止高脂肪食物，采集当日不空腹，食清淡饮食。凡是血脂过高者当日不能采集。

2. 服用抗血小板或抑制血小板代谢药物时，可影响血小板的功能，因此要求献血者在献血前一周禁服阿司匹林、吲哚美辛等药物及抗过敏类药物。

3. 献血前对献血者按《献血者健康检查标准》进行体检，确保献血者血小板计数 > 150 × 10^9/L，红细胞比容 > 0.36，才能采集。

4. 单采前应向献血者说明单采目的、过程及可能出现的不良反应及意外，并要求签字。

5. 单采前应选择体重（女 50kg，男 55kg）以上，血管穿刺条件好的献血者。

6. 严格无菌操作，预防感染及单采成分被污染。

7. 单采过程中严密监测献血者生命体征，注意献血者对抗凝剂的反应，若出现不自主的肌肉震颤、口周及指端感觉麻木等枸橼酸中毒症状，应降低采血速度，给予 10% 葡萄糖酸钙口服。严重者应暂停或停止血小板的采集操作，立即给予静脉补钙，在使用钙剂治疗时，应严密观察血浆钙离子浓度和心电图变化。

8. 单采可由护士或其他医务专业人员操作，必须配备经验丰富的医师在场，及时处理献血不良反应。

9. 每次单采应用详细的记录，并作为档案保存。

【思考题】

全自动血细胞分离机的工作原理及操作注意事项？

（赵树铭）

实验六　新鲜冰冻血浆的制备

【实验原理】

全血中各种血液成分的比重不同，依据各种血液成分的比重差异，将采集后 6h（全血保养液为 ACD）或 8h（全血保养液为 CPD、CPDA - 1）内的全血在（4 ± 2）℃条件下离心，使不同的血液组分分层悬浮，然后再分离血浆并速冻，即为新鲜冰冻血浆（fresh frozen plasma，FFP）。

【仪器、试剂与标本】

1. 仪器　大容量温控离心机、（4 ± 2）℃恒温冰箱、速冻冰箱、弹簧型血浆挤压器、热合机、电子天平、洁净低温操作台、塑料夹子、剪刀、标签。

2. 标本　新鲜采集 6h 内的三联袋全血（200ml 或 400ml）。

【实验步骤】

1. 将采集于 6h 内的三联袋新鲜全血，装入（4 ± 2）℃预冷离心机内，以 3400 × g 离心 10min，使红细胞快速下沉。

2. 轻取出血袋，将含有红细胞的母袋置入血浆挤压器，分出上层血浆至子袋 1 内，将子袋 2 的红细胞保养液加入母袋，使其与红细胞混匀，热合母袋与子袋 1 之间的塑料导管。

3. 将子袋 1 和子袋 2 称重配平，（4 ± 2）℃环境下以 3400 × g 离心 8min。

4. 将上清血浆分入子袋 2 内，以去除血浆中残留的细胞成分。

5. 贴上标签，仔细核对编码、血型及血浆量之后，立即将新鲜血浆放入 - 50℃以下的速冻箱快速制成新鲜冰冻血浆，再置于 - 20℃以下的冰箱内保存。

【实验结果】

新鲜冰冻血浆应达到以下质量标准，见表 4 - 7。

表 4 - 7　新鲜冰冻血浆质量标准

质量控制项目	要求
外观	肉眼观察应呈黄色澄清液体，无色泽异常、蛋白析出、气泡及重度乳糜等情况；血袋完好，并保留注满新鲜冰冻血浆经热合的导管至少 10cm
容量	标示量（ml）± 10 %
血浆蛋白含量	≥50g/L
Ⅷ因子含量	≥0.7IU /ml
无菌试验	无细菌生长

【方法评价与注意事项】

1. 从全血采集至分离必须 6h 内进行，从全血采集到血浆冰冻完成的全过程一般应在 24h 内完成。

2. 全血采集过程中，应血流顺畅，200ml < 7min，400ml < 13min。

3. 冰冻后的塑料血袋脆性加大，容易破裂，宜轻拿轻放或放入纸盒冰冻。

4. 因冰冻血浆在 37℃ ~ 42℃的恒温水浴箱中解冻时部分纤维蛋白原已转变为纤维蛋白而出现不能融化的沉淀物，故在输注时必须使用带有滤网的输血器。

5. 完全融化后的血浆应尽快输注，并一次输完，不可在 10℃以上的环境中超过 2h，不可复冻；如在4℃环境中暂时存放，应于24h内输注（放置时间过长，将引起蛋白变性）。

【思考题】

制备新鲜冰冻血浆需要满足哪些条件？

（赵树铭）

实验七　冷沉淀凝血因子的制备

【实验原理】

新鲜冰冻血浆经速冻后，凝血因子等蛋白质与水分子的结合发生可逆性结构改变。当此新鲜冰冻血浆在（4±2）℃中融化，发生变化的蛋白质分子尚未恢复至新鲜血浆蛋白质与水分子的结合状态，可通过离心使能恢复的变性蛋白沉淀，分离出融化的血浆组分，剩余的不溶性沉淀物即为冷沉淀凝血因子（cryoprecipitate antihemophilic factor，CAF）。

【仪器、试剂与标本】

1. 仪器　大容量温控离心机、（4±2）℃医用冰箱、医用低温冰箱、热合机、电子天平、弹簧型血浆挤压器、塑料夹子、标签。

2. 标本　200ml以上经速冻后的新鲜冰冻血浆。

【实验步骤】

1. 将速冻后的新鲜冰冻血浆二联袋取出，整齐排放于（4±2）℃医用冰箱过夜，第二天置于（4±2）℃恒温循环水浴箱中融化，血浆中尚有少量小冰屑时取出。

2. 称重配平，放入（4±2）℃预冷离心机内，以3000×g离心15min，使少量白色沉淀物沉于血浆袋底部。

3. 将离心后的血浆直立轻放在弹簧型血浆挤压器上，尽快分离出上层少冷沉淀血浆，留下（25±5）ml血浆于冷沉淀中。

4. 用止血钳夹闭二联袋导管，热合封闭血袋，下层未融化的白色沉淀物即为冷沉淀凝血因子。

5. 检查有无渗漏后贴上标签，立即放入-20℃以下冰箱保存。

【实验结果】

冷沉淀凝血因子应达到以下质量标准，见表4-8。

表4-8　冷沉淀凝血因子质量标准

质量控制项目	要求
外观	肉眼观察融化后的冷沉淀凝血因子，应呈黄色澄清液体，无色泽异常、蛋白析出、气泡及重度乳糜等情况；血袋完好，并保留注满血浆经热合的导管至少10cm
容量	标示量（ml）±10%
纤维蛋白原含量	来源于200ml全血：≥75mg 来源于300ml全血：≥113mg 来源于400ml全血：≥150mg
Ⅷ因子含量	来源于200ml全血：≥40IU 来源于300ml全血：≥60IU 来源于400ml全血：≥80IU
无菌试验	无细菌生长

【方法评价与注意事项】

冷藏融化制作冷沉淀法在4℃冰箱中缓慢融化需14～18h，耗时过长，凝血因子Ⅷ衰减较多。冷藏融化和水浴融化相结合的方法，制备的冷沉淀需2h左右可完成整个制备过程，需时较少，且使用恒温水浴解冻，可使温度恒定在4℃，因而极大地避免 FⅧ 即凝血因子Ⅷ的丧失，具有操作简便、制备时间短、制备温度恒定等优点。

制备过程中应注意：

1. 冷沉淀制备所需新鲜冰冻血浆必须是速冻后的，同时其保存期为自采血之日起 1 年（−20℃以下的冰箱保存）。一般情况下，宜用 200ml 新鲜冰冻血浆进行制备（为1U）。

2. 制备过程中，应使血浆处于0℃~4℃的环境，可用于冰块或冷水浴控制温度，尽量全程冷链。

3. Ⅷ因子是一种很容易丧失活性的凝血因子，为获得高活性的第Ⅷ因子，离心制备出的冷沉淀必须在 1h 内尽快复冻。

4. 尽量减少血浆及冷沉淀制剂在室温的停放时间，冷沉淀融化一般在输注前进行（融化后4h 内使用），以免Ⅷ因子活性下降。

5. 恒温循环水浴箱需定期更换水。

【思考题】

制备冷沉淀过程中最重要的环节是什么？

（赵树铭）

第五章　临床输血实验室的要求、基本技术和方法

第一节　实验室生物安全

一、生物安全的概念和基本原理

生物安全防护（bio – safety containment），是指在避免生物危险因子，包括偶然的和有意利用的生物因子（biological agents），对生物体包括实验室工作者在内人员的伤害和对环境的污染的过程中，所具有的意识和采取的措施。实验室生物安全是指以实验室为科研和工作场所时，避免危险生物因子造成实验室人员暴露、向实验室外扩撒并导致危害而采取的综合措施，达到对人、环境生态和社会的安全防护。

依据实验室所处理对象的生物危险程度，把生物安全实验室（BSL）分为四级，其中一级对生物安全隔离的要求最低，四级最高。按照国家规定的实验室生物安全通用要求，当使用任何源自人体的血液、体液、组织或原代细胞系时，生物安全二级水平是合适的。

实验室生物安全防护分为一级防护（安全屏障）（primary barrier）和二级防护（安全屏障）（secondary barrier）。其主要通过围场操作（enclose）原理，用物理防护设备把病原微生物局限在一定的空间内，避免生物因子对人体的暴露和污染环境。

二、实验室准入条件

1. 在二级及以上生物安全实验室（biosafety laboratory）的入口处，必须设有国际生物危险警告标志，并显示以下信息：有关病源、生物安全级别、免疫接种要求、研究人员姓名、电话号码、在实验室中必须佩带的个人防护设施、出入实验室所要求的程序。

1. 只允许被批准的人员进入实验室工作区域，16 岁以下未成年人不得进入作业区域。

3. 实验室门必须保持关闭。

4. 在实验室内外均应显著标明"禁止吸烟"和"禁止饮食"等标识。

三、实验室生物安全个人防护

1. 在实验室工作的所有时间内都必须穿紧袖工作服，走出实验室时应先脱下工作服。

2. 在所有直接或间接接触血液、感染物质或感染动物的操作中，必须戴合适的手套，穿专用鞋，操作完毕后，按无菌原则摘下手套后必须洗手。

3. 在处理感染物质或感染动物后和在离开实验室工作区域之前，工作人员必须洗手。

4. 当眼睛和面部有可能溅上液体或被紫外线照射时，应戴安全眼镜或面罩。

5. 禁止穿戴实验室防护衣物到实验室以外的地方。

6. 实验室内记录本和报告单应避免被污染。记录应在干净的台面上书写，记录本和报告单

写完后放回清洁的抽屉内，必要时用适当方法消毒。

7. 实验室工作区内禁止吃食品、饮水、化妆和擦洗角膜接触镜。

8. 实验室工作区禁止储放食品和饮料。

9. 实验室防护衣物不应和通常穿着衣物存放在同一柜橱里。

四、实验室生物安全的操作要求

1. 严禁用口服液体。

2. 不能往口里放食品，不能用舌头舔标签。

3. 正确执行所有技术规程，最大限度减少空气中的气溶胶（aerosol）和飞沫，当有高浓度气溶胶产生时，必须在生物安全柜（间）（biological safety cabinet，BSC）内进行工作。

4. 限制使用皮下注射针头和皮下注射器。皮下注射针头和皮下注射器不能用来吸液或挪作他用，除非是进行非肠道注射或从动物身上吸出液体。

5. 所有喷溢或接触到感染物质的事故发生时，都必须向实验室管理人员报告，并要求有书面记录。

6. 必须制定清理喷溢的书面规程并按之行事。

五、生物安全实验室工作区

1. 实验室必须保持清洁、干净、不得存放与工作无关的杂物。

2. 在有潜在危害物质喷溢后，应立即清理；当天工作结束时，应清洁工作台表面。

3. 所有被污染的物质、标本和培养物在处理之前必须进行消毒。

4. 必须按照国家和（或）国际法规进行包装和运输。

5. 当窗户可被打开时，应该在窗户上安装防节肢动物网。

六、实验室废弃物的处理

1. 实验过程中产生的感染性或损伤性废弃物，需要随时放入盛有适宜消毒液的防碎裂的容器中浸泡，以进行污染清除处理。消毒液在使用时需要新鲜配制。

2. 所有感染性材料都应该装入可高压灭菌的黄色塑料袋，并置于防渗漏的容器内进行高压灭菌处理后，放到运输容器内以备运输至焚烧炉。可重复使用的运输容器应防渗漏，并附带密闭的盖子；运输容器在送回实验室重新使用前要进行消毒并清洗干净。

3. 注射和吸取感染材料时，只能使用针头固定注射器或一次性注射器。用过的一次性针头必须弯曲、切断、破碎、重新套上针头套、从一次性注射器上去掉，或在丢弃前进行人工处理，否则将之小心放入不会被刺穿的、用于收集废弃锐器的容器中。非一次性锐器必须放置在坚壁容器中，转移至处理区消毒，最好高压杀菌。

4. 打碎的玻璃器皿不能直接用手处理，必须用其他工具处理，如刷子和簸箕、夹子或镊子。盛污染的针头、锐器、碎玻璃的容器在倒掉前，应按照相关法律规定进行消毒。

5. 培养物、组织、体液标本，或具有潜在传染性的废物要放入带盖的容器中，以防在收集、处理、储存、运输或装卸过程中泄露。

6. 实验台面应铺上吸水纸或白纸，以便工作结束后将纸烧毁。按日常程序，在有关传染源的工作结束后，尤其是传染源溅出或洒出后，或受到其他传染源污染后，实验室设备和工作台面应当使用有效的消毒剂消毒。

（胡丽华）

第二节　红细胞悬液的配制

【实验原理】

用一定量的稀释液（常用静脉注射用0.9%生理盐水）来稀释压积红细胞，达到一定的浓度。因为在抗原抗体特异性反应中存在最适反应比关系，即只有二者比例适当才会出现最佳反应结果。

【仪器、试剂与标本】

1. 仪器　洁净试管、试管架、滴管、托盘天平、台式离心机。

2. 试剂　0.9%静脉注射用生理盐水。

3. 标本　抗凝全血2ml。

【实验步骤】

1. 按需要型别，取全血2ml，用天平配平后对称放入离心机中，1000×g离心5min，弃去上层血浆。

2. 加入0.9%生理盐水5ml，充分混匀，1000×g离心5min，弃去上清液，然后再加生理盐水2~3ml，按上述方法洗涤，共3次，末次离心时间增加至30min，制备成压积红细胞。

3. 不同浓度红细胞悬液的配置

（1）2%标准红细胞悬液的制备：取压积红细胞1滴，加0.9%静脉注射用生理盐水2ml（40滴），轻轻摇动，即成所需2%的标准红细胞悬液。

（2）5%标准红细胞悬液的制备：取压积红细胞1滴，加0.9%静脉注射用生理盐水0.8ml（16滴），即成5%红细胞悬液。

（3）10%标准红细胞悬液的制备：取压积红细胞1滴，加0.9%静脉注射用生理盐水0.4ml（8滴），即成10%红细胞悬液。

（4）20%标准红细胞悬液的制备：取压积红细胞1滴，加0.9%静脉注射用生理盐水0.2ml（4滴），即成20%红细胞悬液。

【方法评价与注意事项】

1. 如欲将红细胞保存，应严格注意无菌技术采取血液，以ACD保存液按4∶1抗凝，置4℃冰箱可保存3周。临用时取出一部分经盐水洗涤后配制成所需的浓度。

2. 如以红细胞保存液保存，在4℃下可保存4~5周。红细胞保存液的配法：5.4% 葡萄糖液640ml 及109mmol/L枸橼酸钠264ml混合后，加新配的1% 硫柳汞液1.8ml，经高压灭菌的（110℃，15min）溶液最后pH为7.4，使用时血液与保存液的容积比为6∶1。

3. 为防止红细胞悬液敏感性不一致，可随机采取3个以上的健康成人血液混合后，按上法制备。

【思考题】

1. 制备红细胞悬液时为何要事先洗涤？

2. 不同浓度的红细胞悬液有何用途？

（胡丽华）

第三节　酶处理红细胞的制备

【实验原理】

红细胞表面含有丰富的唾液酸，使其带有负电荷，是红细胞间相互排斥的主要原因。蛋白水解酶（proteolytic enzymes）能消化破坏这种唾液酸，减少红细胞表面的负电荷，使红细胞间的距离缩短，有利于 IgG 抗体分子与有相应抗原的红细胞产生凝集。酶法能显著增强 Rh 和 Kidd 血型系统的抗原抗体反应；亦能破坏 M、N、S、s、Fy^a、Fy^b 抗原，对它们则不能用酶处理的方法。常用的酶有菠萝蛋白酶、木瓜酶等。

【仪器、试剂与标本】

1. 仪器　试管、试管架、滴管、台式离心机、恒温水浴箱。

2. 试剂　木瓜酶粉剂、半胱氨酸、pH 7.3 磷酸盐缓冲液（PBS）、蒸馏水、阳性对照血清（人源性 IgG 抗 – D 血清）、阴性对照血清（AB 型血清）。

3. 标本　洗涤压积红细胞。

【实验步骤】

1. 取 1g 木瓜酶干粉加入有适量 PBS（pH 7.3）溶液的烧杯中，用玻璃棒充分搅拌，再加入 6% 的半胱氨酸溶液（10ml 蒸馏水 + 0.6g 半胱氨酸）10ml，37℃水浴箱孵育 1h；取出加入 PBS 至 100ml，移至若干试管中，3000 × g 离心 5min。上清液即为 1% 半胱氨酸活化的木瓜酶溶液，分装后 – 20℃保存。

2. 取一份压积红细胞，加入等量 1% 木瓜酶溶液，37℃水浴箱孵育 10min。

3. 取出后用大量生理盐水洗涤 3 次，然后用生理盐水配制成 2% ~ 5% 的红细胞悬液。

4. 取 2 支试管，分别标记为"阳性"和"阴性"，阳性管中加入人源性 IgG 抗 D 血清 2 滴，阴性管中加入不含抗 – D 抗体的 AB 型血清 2 滴。

5. 2 支试管中分别加入 2% ~ 5% 酶处理过的红细胞悬液各 1 滴，混匀，37℃水浴箱孵育 15min。

6. 1000 × g 离心 15s，观察结果。

【实验结果】

阳性对照红细胞凝集≥2 + ，阴性对照无凝集。

【方法评价与注意事项】

1. 在配制酶溶液时要注意个人防护，有少数人对菠萝蛋白酶、木瓜酶和无花果酶有过敏反应，酶对组织有损伤作用，特别是无花果酶。

2. 各种酶粉都容易潮解，要注意密封，并宜在 4℃保存。

3. 阳性对照血清宜选用人源性 IgG 抗 – D 血清，这种抗体应当能够凝集经酶处理后的 RhD 阳性红细胞，而不与未处理的红细胞发生直接凝集反应。

【思考题】

酶处理红细胞不能用于哪些血型系统抗体的鉴定？

（胡丽华）

第四节　各种常用试剂的配制

1. 0.01M 磷酸盐缓冲液（PBS）的配制　称取 8g NaCl、0.2g KCl、1.44g Na_2HPO_4 和 0.24g KH_2PO_4，溶于 800ml 蒸馏水中，用 HCl 调节溶液的 pH 值至 7.4，最后加蒸馏水定容至 1L 即可。高压下蒸气灭菌至少 20min，保存于室温或 4℃ 冰箱中备用。

2. Hepes 缓冲液（Hepes buffer）的配制　称取 238.3g Hepes 粉，用适量无菌双蒸水溶解，搅拌均匀后，用无菌双蒸水定容至 1000ml。再用氢氧化钠调节 pH 值到 7.2，0.45 μm 过滤器过滤，4℃ 冰箱保存备用。

3. 1mol/L Tris - HCl 的配制　称取 121.1g Tris 碱，溶于 800ml 蒸馏水中，逐渐加入浓 HCl 调节 pH 值至所需值。

4. 1.0 mol/L 二硫苏糖醇（DTT）的配制　用 20ml 0.01 mol/L 乙酸钠溶液（pH5.2）溶解 3.09g DTT，过滤除菌后分装成 1ml 小份，贮存于 -20℃ 冰箱中备用。（DTT 或含有 DTT 的溶液不能进行高压处理）

5. 1mol/L 乙酸钾（pH 7.5）溶液的配制　将 9.82g 乙酸钾溶解于 90ml 纯水中，用 2mol/L 乙酸调节 pH 值至 7.5 后加入纯水定容到 1L，保存于 -20℃。

6. 0.5mol/l EDTA（pH 8.0）溶液的配制　在 800ml 水中加入 186.1g 二水乙二胺四乙酸二钠（$EDTA - Na_2 \cdot 2H_2O$），在磁力搅拌器上剧烈搅拌，用 NaOH 调节溶液的 pH 值至 8.0（约需 20g NaOH 颗粒）然后定容至 1000ml，分装后高压灭菌备用。

7. 10mg/ml 溴化乙啶溶液的配制　在 100ml 水中加入 1g 溴化乙啶，磁力搅拌数小时以确保其完全溶解，然后用铝箔包裹容器或转移至棕色瓶中，保存于室温。

8. 10％ 十二烷基硫酸钠（SDS）溶液的配制　在 900ml 水中溶解 100g 电泳级 SDS，加热至 68℃ 助溶，加入几滴浓盐酸调节溶液的 pH 值至 7.2，加水定容至 1L，分装备用。

9. 25mmol/l Tris 缓冲盐溶液（TBS）的配制　在 800ml 蒸馏水中溶解 8g NaCl、0.2g KCl 和 3g Tris 碱，加入 0.015g 酚并用 HCl 调至 pH 值至 7.4，用蒸馏水定容至 1L，分装后在高压下蒸汽灭菌 20min，于室温保存。

10. 30％ 丙烯酰胺溶液的配制　将 29g 丙烯酰胺和 1gN，N' - 亚甲双丙烯酰胺溶于总体积为 60ml 的水中，加热至 37℃ 溶解之，补加水至终体积为 100ml。用 Nalgene 滤器（0.45 孔径）过滤除菌查证该溶液的 pH 值应不大于 7.0，置棕色瓶中保存于室温。

（胡丽华）

全国高等医药院校医学检验技术（医学检验）专业规划教材
第三轮修订教材目录

序号	书名	主编	单位
1	临床生物化学检验（第3版）	郑铁生	江苏大学医学院
		鄢盛恺	北京大学中日友好临床医学院
	临床生物化学检验实验指导（第3版）	涂建成	武汉大学中南医院
		李 艳	吉林医药学院
2	临床检验基础（第3版）	刘成玉	青岛大学医学院
		林发全	广西医科大学
	临床检验基础实验指导（第2版）	姜忠信	青岛大学医学院
		王元松	青岛大学医学院
3	临床微生物学检验（第3版）	洪秀华	上海交通大学医学院
		刘文恩	中南大学湘雅医学院
	临床微生物学检验实验指导（第2版）	彭奕冰	上海交通大学医学院
4	临床免疫学检验（第3版）	吕世静	广东医学院
		李会强	天津医科大学
	临床免疫学检验实验指导（第3版）	曾常茜	大连大学医学院
5	临床血液学检验（第3版）	胡翊群	上海交通大学医学院
		童向民	浙江省人民医院
	临床血液学检验实验指导（第2版）	丁 磊	上海交通大学医学院
		王小中	南昌大学医学院
6	临床寄生虫学检验（第3版）	吴忠道	中山大学中山医学院
		汪世平	中南大学湘雅医学院
	临床寄生虫学检验实验指导（第2版）	夏超明	苏州大学基础医学与生物科学学院
7	临床输血学检验（第3版）	胡丽华	华中科技大学同济医学院附属协和医院
	临床输血学检验实验指导（第2版）	胡丽华	华中科技大学同济医学院附属协和医院
8	分子诊断学（第3版）	李 伟	温州医科大学
		黄 彬	中山大学中山医学院
	分子诊断学实验指导（第2版）	金 晶	温州医科大学
		陈 茶	广州中医药大学第二附属医院
9	临床实验室管理（第3版）	王 前	南方医科大学
		邓新立	中国人民解放军总医院
10	临床检验仪器（第2版）	邹 雄	山东大学齐鲁医院
		李 莉	上海交通大学附属第一人民医院